中国流动人口慢性病及其危险因素专题调查报告 2012

中国疾病预防控制中心
中国疾病预防控制中心慢性非传染性疾病预防控制中心 编著

军事医学科学出版社
·北 京·

图书在版编目(CIP)数据

中国流动人口慢性病及其危险因素专题调查报告.2012 / 中国疾病预防控制中心,中国疾病预防控制中心慢性非传染性疾病预防控制中心编著. — 北京:军事医学科学出版社,2015.4
ISBN 978-7-5163-0603-1

Ⅰ.①中… Ⅱ.①中… ②中… Ⅲ.①慢性病-卫生监测-研究报告-中国-2012 ②流动人口-健康-研究报告-中国-2012 Ⅳ.①R442.9

中国版本图书馆CIP数据核字(2015)第055336号

策划编辑: 李 霞　　**责任编辑:** 李 霞
出 版 人: 孙 宇
出　　版: 军事医学科学出版社
地　　址: 北京市海淀区太平路27号
邮　　编: 100850
联系电话: 发行部:(010)66931049
　　　　　编辑部:(010)66931127,66931039,66931038
传　　真:(010)63801284
网　　址: http://www.mmsp.cn
印　　装: 中煤涿州制图印刷厂北京分厂
发　　行: 新华书店

开　　本: 787mm×1092mm　1/16
印　　张: 10.75(彩1)
字　　数: 229千字
版　　次: 2015年4月第1版
印　　次: 2015年4月第1次
定　　价: 60.00元

《中国流动人口慢性病及其危险因素专题调查报告（2012）》

编写委员会

主 任 委 员：王临虹　周脉耕

副主任委员：王丽敏　姜　勇

编 写 人 员（以姓氏笔画为序）：

王志会　王丽敏　王临虹　尹香君
邓　茜　毕宇芳　李晓燕　李镒冲
张　梅　周脉耕　赵振平　赵寅君
姜　勇　徐　瑜　黄正京　梁晓峰
曾新颖

指 导 专 家（以姓氏笔画为序）：

于石成　王若涛　宁　光　李　辉
李伯华　陈育德　翟振武

序

随着社会经济的发展和居民行为生活方式的改变，心脑血管疾病、癌症、慢性呼吸系统疾病和糖尿病等慢性非传染性疾病（简称“慢性病”）已经成为全球主要死亡原因，在很多国家已经成为贫困的潜在原因和阻碍经济发展的重大公共卫生问题。据世界卫生组织（WHO）统计资料显示，2012 年全球死亡人数估计为 5600 万，其中 3800 万死于慢性病，占总死亡人数的 68%。2012 年我国居民慢性病死亡率为 533.03/10 万，估计全国慢性病死亡人数约 730 万人，占全部死亡人数的 86.6%。慢性病与行为生活方式密切相关，在我国成人居民中吸烟、过量饮酒、不合理膳食和身体活动不足等慢性病主要危险因素广泛流行或居高不下，40% 以上的成人超重或肥胖，四分之一的成人患有高血压，近十分之一成人患有糖尿病。如果不能有效应对慢性病危险因素，慢性病患病将迅速加剧，这些疾病势必将加剧可以预见的人口老龄化、劳动力人口降低所造成对经济社会的影响。

由于社会经济发展不平衡、城市化和工业化速度加快，人口流动也随之不断加快。1982 年我国第三次人口普查时，中国流动人口仅为 657 万人，占总人口的 0.65%；2010 年第六次人口普查时，中国流动人口（居住地与户口登记地所在的乡镇街道不一致且离开户口登记地半年以上的人口）已达到 2.6 亿人，占总人口的 19%。这个庞大的群体的健康状况如何，直接关系到我国经济的发展。

近年来，我国政府越来越重视慢性病预防控制工作，不断加强公共政策的支持和社会环境的支持，通过一般人群的健康教育和健康传播，动员全社会参与，创建慢性病综合防控示范区，开展全民健康生活方式行动计划、迈向无烟中国行动计划等一系列行动计划，改变我国居民的不健康行为和生活方式；通过加强高危人群和病人的健康管理与疾病管理，探索医院、社区和市场提供疾病和健康管理的机制，从而控制慢性病的发生。自从 2004 年以来，我国开展了三次针对常住居民的慢性病及其危险因素监测，掌握了我国成人常住居民慢性病患病情况及其危险因素的流行状况，为制定慢性病防控策略和措施发挥了重要作用，但是针对我国流动人口的慢性病及其危险因素调查数据相对缺乏，相关政策和防治措施不到位。

为了了解我国流动人口慢性病及其危险因素的流行状况，有针对性地制定流动人口慢性病防控策略和措施，在国家卫生和计划生育委员会疾病预防控制局的支持下，中国疾病预防控制中心慢性病非传染性疾病预防控制中心在全国首次组织实施了我国不同行业流动人口慢性病及其危险因素的专题调查，获得了我国就业流动人口吸烟、饮酒、膳食、身体活动等慢性病主要危险因素流行状况的数据，同时获得了超重与肥胖、高血压、糖尿病、血脂异常等主要慢性病患病、知晓和控制情况的数据。

该报告是我国首次在全国范围内针对就业流动人口慢性病及其危险因素流行状况的一部报告，抽样方法科学、调查内容丰富、质量控制严格、结论明确，是一部具有较高科学价值的报告。该报告的出版将为制定针对流动人口的卫生政策、慢性病预防控制策略和措施提供科学的依据，也为流动人口慢性病相关科学研究提供参考，必将在我国慢性病防控工作中发挥重要作用。

2014 年 12 月

前　言

近半个世纪以来，随着城市化、老龄化和全球性的生活方式变化，慢性非传染性疾病（简称“慢性病”）已经成为全球重要的公共卫生问题之一。世界卫生组织（WHO）发布的《2008年世界卫生统计年鉴》指出，无论是在发达国家、发展中国家还是不发达国家，慢性病都已成为世界各国城乡居民的主要死亡原因。我国的疾病谱和死因构成与世界各国一样，心脑血管疾病、恶性肿瘤、呼吸系统疾病和糖尿病等慢性病是城乡居民死亡的主要原因，已经成为威胁我国人民健康的公共卫生问题和导致医疗费用迅速增长的重要原因。

大量研究证明，慢性病是可防可控的。慢性病的发生、发展与不良的生活方式和行为等危险因素密切相关，这些危险因素包括吸烟、酗酒、不合理的膳食、身体活动缺乏和精神因素等。开展以人群为基础的慢性病及其危险因素监测，了解慢性病的危险因素及主要慢性病的流行状况和发展趋势可以为国家制定慢性病防治规划、相关政策和干预策略及确定慢性病预防控制优先领域提供科学依据。

中共中央国务院《关于深化医药卫生体制改革的意见》中明确指出，要完善公共卫生服务体系，加强对严重威胁人民健康的慢性病等的监测与预防控制。针对慢性病发生的危险因素进行的干预，是实现对慢性病预防控制的“关口前移”的必要举措。世界卫生组织(WHO)《预防和控制非传染性疾病全球行动计划(2013～2020)》、《中国慢性病防治工作规划(2012～2015年)》都把慢性病及其危险因素监测作为慢性病预防控制的重点工作之一。

为了全面而准确地掌握我国城乡、不同地区居民慢性病的危险因素及主要慢性病的流行状况和发展趋势，中国疾病预防控制中心慢性非传染性疾病预防控制中心（简称“中国疾控中心慢病中心”）于2004年制定了中国慢性病及其危险因素监测方案，并于2004、2007和2010年在全国31个省（自治区、直辖市）开展了3次针对常住居民的慢性病及其危险因素现场调查。

随着我国工业化、城镇化进程的不断推进，大规模的人口流动迁移越来越显著，流动人口已经成为一个不容忽视的群体。2010年全国人口普查结果显示，2010年我国的流动人口数量达到2.21亿（不包括市辖区内人户分离的人口）。各级政府应对这一庞大人群的健康状况予以重视和关注。受国家卫生和计划生育委员会（简称“国家卫生计生委”，原卫生部）委托，中国疾控中心慢病中心负责首次在全国范围内开展了中国就业流动人口慢性病及其危险因素专题调查。

本次调查包括询问调查、身体测量和实验室检测三部分。其中，询问调查内容包括慢性病的主要危险因素（吸烟、饮酒、饮食、身体活动）、主要慢性病的患病（超重与肥胖、高血压、糖尿病、血脂异常等）及控制情况；身体测量内容包括身高、体重、腰围和血压；实验室检测内容包括血糖、血脂、糖化血红蛋白检测等。

通过调查获得了大量慢性病及其危险因素的信息，本报告主要对肥胖、高血压、糖尿病、血脂异常等主要慢性病的患病及其控制情况，以及吸烟、饮酒、饮食和身体活动等慢性病的行为危险因素的流行状况进行了描述。

本次调查工作得到了国家卫生计生委、各省（自治区、直辖市）、监测县（区）和新疆生产建设兵团各级卫生行政部门与医疗卫生机构的大力支持，得到了国内外相关领域专家的指导与帮助，全国31个省（自治区、直辖市）和新疆生产建设兵团疾病预防控制中心以及170个监测县（区）疾病预防控制中心的3000余名工作人员参加了本次调查，对他们的辛勤工作表示衷心感谢。

由于编者水平有限，本报告如有不足之处，敬请各位读者批评指正。

编者

2014年12月

目录 Contents

目录 Contents

目录 Contents

摘　要

一、调查的基本情况

为掌握我国就业流动人口慢性病的主要危险因素、主要慢性病的患病及控制情况；了解就业流动人口的经济水平、教育程度、卫生服务利用、医疗保障等社会因素信息；为制定和评价慢性病预防控制策略和措施以及流动人口基本公共卫生服务均等化情况等提供科学依据，2012 年在国家卫生和计划生育委员会（以下简称“国家卫生计生委”，原卫生部）的领导下，根据《财政部、卫生部关于下达 2012 年重大公共卫生服务项目补助资金的通知（财社【2012】64 号）》的要求，中国疾病预防控制中心慢性非传染性疾病预防控制中心（以下简称“中国疾控中心慢病中心）负责组织实施了中国慢性病及其危险因素监测（2012）流动人口专题调查（以下简称“慢性病监测流动人口专题调查”）。该调查在 31 个省（自治区、直辖市）和新疆生产建设兵团共 170 个县（区、团）开展。

2012 年慢性病监测流动人口专题调查的调查对象为调查前的 12 个月内在调查县（区）居住 6 个月以上，并且居住地和户口登记地所在的县（区、团）不同（排除同一市内的跨区人口）的年满 18 岁及 18 岁以上的就业流动人口（即外来务工和经商人员）。学生、无业人员、探亲访友者等外来人口不纳入本次调查的范围内。采取按行业分层多阶段整群抽样的方法，在每个调查县（区、团）的制造业、批发零售业、住宿餐饮业、社会服务业、建筑业和其他行业六大类行业分别等额抽取不少于 50 名的调查对象。每个调查县（区、团）抽取 300 人，全国的总样本量为 51 000 人。

2012 年慢性病监测流动人口专题调查采用集中调查的方式收集调查对象的信息。调查内容包括询问调查、身体测量和实验室检测三部分。询问调查主要以面对面的调查方式收集调查对象的个人基本信息，吸烟、饮酒、饮食、身体活动状况，血压、血糖、血脂知晓及其控制情况等信息，健康状况和满意度，卫生服务利用及口腔健康状况等信息。身体测量内容包括身高、体重、腰围和血压。实验室检测包括空腹和服葡萄糖后 2 小时血糖，以及空腹血脂、胰岛素和糖化血红蛋白。

为保证本次调查能够正常有序地开展，并获取高质量的调查数据，本次调查非常重视质量控制工作，制定了严格的质量控制标准，建立了国家、省级和调查点三级的质量控制系统。对调查工作的各个环节实施严格的质量控制，包括方案的设计与修订、预调查、抽样、培训、调查物资准备、现场调查、血样采集、保存、运输和实验室检测，数据录入、清理、分析和报告撰写等环节。调查培训采取两级培训的方式，国家级培训的对象为省级师资和调查点的部分慢病技术骨干，省级负责各调查点的工作人员培训。国家级培训为省级和调查点培训技术骨干共 280 人，学员的综合考评合格率达到 100%，优秀率达到 95%。各省对所有参与现场调查的工作人员进行了培训，只有通过培训考核合格的人员才能参加调查工作。空腹及服糖后 2 小时血糖检测在调查点的实验室进行。参与血糖检测的实验室必须在现场调查前 1 周按照方案要求进行实验室性能验证，只有通过性能验证后才能开展现场调查工作。每日的血样开始检测前和结束检测后均检测质控样品。全程由上海交通大学附属瑞金医院上海市内分泌代谢病研究所监控，同时在该研究所进行了血脂、胰岛素和糖化血红蛋白的统一检测。

二、主要结果

（一）调查人群的一般情况

2012 年慢性病监测流动人口专题调查共收集了 18 岁及 18 岁以上 50 209 人的信息。用于分析的 18 ~ 59 岁的有效个案为 48 704 人，其中男性 26 888 人，占 55.2%；女性 21 816 人，占 44.8%；男性比例高于女性。18 ~ 29 岁、30 ~ 39 岁、40 ~ 49 岁和 50 ~ 59 岁人群的样本数分别为 16 634 人（34.2%）、12 830 人（26.3%）、13 963 人（28.7%）和 5277 人（10.8%）。制造业、批发零售业、住宿餐饮业、社会服务业、建筑业和其他行业的样本数分别为 8404 人（17.3%）、7826 人（16.1%）、8332 人（17.1%）、8225 人（16.9%）、8103 人（16.6%）和 7814 人（16.0%）。

（二）主要慢性病危险因素的流行状况

1. 吸烟 我国 18 ~ 59 岁流动人口的现在吸烟率为 32.5%，现在吸烟者主要为男性（55.3%）、女性仅为 1.9%。现在每日吸烟率为 27.9%，男性（47.8%）依然明显高于女性（1.3%）。男性的现在每日吸烟率随年龄增长而上升。现在每日吸烟者开始每日吸烟的平均年龄为 19.6 岁，男性（19.5 岁）明显早于女性（22.6 岁）。现在每日吸烟者的人均每日吸烟量为 15.6 支，男性（15.7 支）多于女性（10.3 支）。男性的现在吸烟率、现在每日吸烟率及每日吸烟者的人均每日吸烟量均以建筑业最高，分别为 58.6%、52.4% 和 18.2 支。

吸烟者的戒烟率为 10.3%，男性（10.1%）低于女性（14.8%）；成功戒烟率为 6.1%，男性为 6.1%、女性为 7.2%。男性的戒烟率和成功戒烟率均呈随年龄增长而上升的趋势。六大行业间的男性戒烟率和成功戒烟率均以社会服务业最高。

2. 饮酒 我国 18 ~ 59 岁流动人口的 30 天内饮酒率和 12 个月内饮酒率分别为

39.5%（男性 58.0%，女性 14.6%）和 51.7%（男性 71.9%，女性 24.7%）。饮酒者每周饮酒 5 天以上者比例为 13.5%（男性 16.0%，女性 3.6%）。饮酒者的日均饮酒量为 15.8 g（男性 18.7 g，女性 4.1 g）。饮酒者的危险饮酒率为 5.7%，男性（6.6%）高于女性（2.3%）；饮酒者的有害饮酒率为 5.9%，男性（6.9%）高于女性（1.6%）。流动人口的 30 天内和 12 个月内饮酒率、饮酒者每周饮酒 5 天以上者的比例和日均饮酒量以及危险饮酒率和有害饮酒率均随年龄增长而上升，并且各行业相比，均以建筑业最高。

3. 膳食 2012 年我国 18 ~ 59 岁流动人口的日均蔬菜水果摄入量为 478.3 g，蔬菜水果摄入不足比例为 44.1%，其中男性为 46.2%、女性为 41.2%。各行业相比差别不大。日均红肉摄入量为 125.9 g，红肉摄入过多比例为 36.2%，男性（42.4%）明显高于女性（27.8%）。

4. 身体活动 2012 年我国 18 ~ 59 岁流动人口的经常锻炼率为 19.4%，其中男性为 20.5%、女性为 17.8%。从不锻炼率为 71.3%，其中男性为 69.3%、女性为 74.1%。日均静态行为时间为 4.9 小时，其中男性为 4.7 小时、女性为 5.1 小时。

（三）主要慢性病的患病情况

1. 超重与肥胖 2012 年我国 18 ~ 59 岁流动人口的超重率为 30.4%，肥胖率为 10.9%。男性的超重率（35.1%）和肥胖率（13.5%）均明显高于女性（24.1% 和 7.3%）。超重率和肥胖率均随年龄增长而上升。超重率和肥胖率均以建筑业为最高，分别为 36.4% 和 12.8%。

2. 高血压 2012 年我国 18 ~ 59 岁流动人口的高血压患病率为 15.6%（男性 20.6%，女性 8.9%），以建筑业患病率最高（21.7%）。高血压知晓率为 24.3%（男性 26.4%，女性 23.7%），并随着年龄增长而升高，以住宿餐饮业最低（23.4%）。高血压患者的高血压治疗率为 12.0%（男性 11.0%，女性 15.4%）；其中，已明确诊断的高血压患者的高血压知晓治疗率为 47.8%（男性 44.7%，女性 56.4%），随着年龄增长知晓治疗率升高，以制造业最低（43.8%）。高血压患者的高血压控制率为 2.9%（男性 2.5%，女性 4.2%）；其中，近 2 周服药的高血压患者的高血压治疗控制率为 25.1%（男性 24.4%，女性 27.0%），以建筑业最低（20.8%）。

2012 年 18 ~ 59 岁流动人口的高血压患者健康管理率为 17.2%（男性 16.0%，女性 20.2%）。参加健康管理的高血压患者规范管理率为 24.0%（男性 23.2%，女性 25.6%）。

3. 糖尿病 2012 年我国 18 ~ 59 岁流动人口的糖尿病患病率为 4.8%（男性 6.0%，女性 3.0%），以建筑业患病率最高（6.1%）。糖尿病知晓率为 28.5%（男性 28.6%，女性 28.3%），随着年龄增长知晓率升高，以制造业最低（25.4%）。糖尿病患者的糖尿病治疗率为 23.8%（男性 23.9%，女性 23.3%），随着年龄增长糖尿病治疗率升高，以住宿餐饮业最低（21.8%）。已明确诊断的糖尿病患者的糖尿病知晓治疗率为 83.4%（男性 83.8%，女性 82.2%），以社会服务业最低（76.2%）。糖尿病患者的糖尿病控制率为 28.6%（男性 27.2%，女性 32.4%），以批发零售业最低（25.0%）；采取措施治疗的糖尿病患者的糖尿病治疗控制率为 34.8%（男性 34.7%，女性 35.2%），以批发零售业（28.7%）最低。

2012 年 18 ~ 59 岁流动人口的糖尿病患者健康管理率仅为 16.7%（男性 16.3%，女性 17.6%），随着年龄增长，糖尿病患者健康管理率略有升高。参加健康管理的糖尿病患者规范管理率仅为 35.4%（男性 35.0%，女性 36.4%）。

4．**血脂**　2012 年我国 18 ~ 59 岁流动人口的高胆固醇（TC）血症患病率为 4.9%（男性 6.4%，女性 3.0%）；高低密度脂蛋白胆固醇（LDL-C）血症患病率为 1.8%（男性 2.3%，女性 1.1%）；低高密度脂蛋白胆固醇（HDL-C）血症患病率为 25.6%（男性 32.2%，女性 16.6%）；高甘油三酯（TG）血症患病率为 13.0%（男性 18.4%，女性 5.7%）。男性流动人口血脂异常各项指标的患病率均高于女性。行业间比较，除低高密度脂蛋白胆固醇（HDL-C）血症以外的其他 3 项指标均以建筑业流动人口患病率最高。低高密度脂蛋白胆固醇（HDL-C）血症患病率以批发零售业最高。

（四）2012 年流动人口与 2010 年常住居民主要慢性病及其危险因素流行情况比较

1．**慢性病相关危险因素**　2012 年我国 18 ~ 59 岁流动人口的标化现在吸烟率和现在每日吸烟率分别为 29.1%（男性 55.4%，女性 2.0%）和 25.4%（男性 48.5%，女性 1.4%）。2010 年我国 18 ~ 59 岁常住居民的标化现在吸烟率和现在每日吸烟率分别为 28.6% 和 25.1%。与 2012 年我国 18 ~ 59 岁流动人口的标化现在吸烟率和现在每日吸烟率相比，不论总体还是不同性别，均没有明显差异。2012 年我国 18 ~ 59 岁流动人口的标化戒烟率和成功戒烟率分别为 11.7%（男性 11.5%，女性 17.5%）和 7.6%（男性 7.5%，女性 11.0%），2010 年 18 ~ 59 岁常住居民的标化戒烟率和成功戒烟率分别为 12.0%（男性 11.6%，女性 21.3%）和 8.12%（男性 7.9%，女性 15.7%）。流动人口与常住居民相比，男性和女性流动人口的标化成功戒烟率均较低。

2012 年我国 18 ~ 59 岁流动人口的标化 30 天内饮酒率和 12 个月内饮酒率分别为 39.5%（男性 56.8%，女性 13.5%）和 59.9%（男性 70.2%，女性 22.5%）；标化饮酒者危险饮酒率和饮酒者有害饮酒率分别为 6.4%（男性 7.5%，女性 2.9%）和 6.4%（男性 7.8%，女性 1.6%）。2010 年 18 ~ 59 岁常住居民的标化 30 天内饮酒率、12 个月内饮酒率、饮酒者危险饮酒率和饮酒者有害饮酒率分别为 30.1%、38.3%、7.8% 和 8.8%。与常住居民相比，流动人口的标化 30 天内饮酒率和 12 个月内饮酒率较高，但标化饮酒者危险饮酒率和饮酒者有害饮酒率较低。

2012 年我国 18 ~ 59 岁流动人口的标化蔬菜水果摄入不足比例为 43.7%（男性

45.9%，女性 41.4%）；标化红肉摄入过多比例为 34.6%（男性 41.6%，女性 27.0%）。2010 年 18 ~ 59 岁常住居民的标化蔬菜水果摄入不足比例和红肉摄入过多比例分别为 51.4% 和 30.1%。与常住居民相比，不论总体还是不同性别，流动人口的蔬菜水果摄入不足比例较低，标化红肉摄入过多比例较高。

2012 年我国 18 ~ 59 岁流动人口的标化经常锻炼率和从不锻炼率分别为 19.7% 和 72.1%。2010 年 18 ~ 59 岁常住居民的经常锻炼率和从不锻炼率分别为 12.3% 和 82.5%。与常住居民相比，流动人口的经常锻炼率较高，而从不锻炼率较低。

2．主要的慢性病 2012 年我国 18 ~ 59 岁流动人口的标化超重率和肥胖率分别为 32.8%（男性 36.3%，女性 29.2%）和 11.5%（男性 13.6%，女性 9.4%）。2012 年流动人口男性的标化超重率明显高于常住男性居民（32.0%），女性无明显差别。男性流动人口的标化肥胖率略高于常住男性居民（12.6%），女性则略低于常住女性居民（11.3%）。

2012 年我国 18 ~ 59 岁流动人口的标化高血压患病率为 20.7%（男性 25.0%，女性 16.4%）。2010 年 18 ~ 59 岁常住居民的标化高血压患病率为 26.0%（男性 28.9%，女性 23.1%）。不论男性和女性，流动人口的高血压患病率均低于常住居民。标化高血压知晓率为 29.7%（男性 27.3%，女性 33.3%），与常住居民（30.8%）相当。高血压患者的标化高血压治疗率为 18.2%（男性 15.0%，女性 23.3），略低于常住居民（19.3%）；其中，已明确诊断的高血压患者的标化高血压治疗率为 59.8%（男性 53.4%，女性 68.1%），与常住居民（60.7%）相当。高血压患者的标化高血压控制率为 4.9%（男性 3.6%，女性 6.8%），略高于常住居民（3.8%）；其中，近 2 周服药的高血压患者的标化高血压治疗控制率为 26.6%（男性 24.1%，女性 29.1%），高于常住居民（19.9%）。流动人口中已确诊的高血压患者的标化社区健康管理率为 20.1%，明显低于常住居民（49.6%）；参与管理者的标化规范管理率为 30.5%，也明显低于常住居民（57.9%）。

2012 年我国 18 ~ 59 岁流动人口的标化糖尿病患病率为 6.7%（男性 7.9%，女性 5.6%）。2010 年 18 ~ 59 岁常住居民的标化糖尿病患病率为 7.8%（男性 8.9%，女性 6.6%）。不论男性和女性，流动人口的糖尿病患病率均低于常住居民。标化糖尿病知晓率为 35.8%（男性 32.3%，女性 40.8%），男性与常住男性居民（33.7%）相当，女性高于常住居民（33.0%）。糖尿病患者的标化糖尿病治疗率为 30.7%（男性 27.7%，女性 35.1%），与常住居民（30.7%）相同；其中已明确诊断的糖尿病患者的标化知晓治疗率为 85.8%（男性 85.6%，女性 86.0%），低于常住居民（91.8%）。糖尿病患者的标化糖尿病控制率为 30.5%（男性 27.9%，女性 34.2%），高于常住居民（26.7%）；其中采取措施治疗的糖尿病患者的标化糖尿病治疗控制率为 40.1%（男性 38.8%，女性 42.5%），高于常住居民（33.6%）。流动人口中已确诊的糖尿病患者的标化社区健康管理率为 19.9%，明显低于常住居民（51.0%）；参与管理者的标化规范管理率为 38.4%，也明显低于常住居民（49.5%）。

2012 年我国 18 ~ 59 岁流动人口的标化高胆固醇（TC）血症患病率为 6.2%（男性 7.0%，女性 5.3%），标化高甘油三酯（TG）血症患病率为 13.8%（男性 18.8%，女性 8.6%），两项指标均高于常住居民（3.0% 和 11.3%）。标化高低密度脂蛋白胆固醇（LDL-C）血症患病率为 2.2%（男性 2.5%，女性 1.8%），与常住居民（1.9%）相近。标化低高密度脂蛋白胆固醇（HDL-C）血症患病率为 24.3%（男性 31.4%，女性 17.0%），低于常住居民（45.5%）。

Abstract

1. Overview of the Surveillance in China

In 2012, with the leadership of the National Health and Family Planning Commission of the People's Republic of China (Predecessor: the Ministry of Health) and in line with the Notification of Subsidies for Major Public Health Service Projects of 2012 by the Ministry of Finance and the Ministry of Health of the People's Republic of China (the No. 64 official document), National Center for Chronic and Non-communicable Disease Control and Prevention (hereafter as "NCNCD") conducted the China Non-communicable and Chronic Disease Risk Factor Surveillance for Employed Floating Population (hereafter refered to as "2012 Surveillance for Employed Floating Population") in 170 counties from all the 31 provinces (including the 4 direct jurisdiction cities and 5 autonomous regions) and the Xinjiang production and construction corps in China. The 2012 Surveillance for Employed Floating Population aims to: ① understand the main risk factors, prevalence and control status of predominant non-communicable and chronic diseases (NCDs) among employed floating population in China; ② learn of the social factors among the employed floating population, including socioeconomic status, education background, usage of health care service and medical insurance; ③ provide scientific data for developing and evaluating NCD prevention and control strategies and programs and for promoting the equalization of primary health care service for the employed floating population.

Participants who were eligible for the 2012 Surveillance for Employed Floating Population were selected based on the following criteria: ① people who had resided for work in the investigated county for at least 6 months within the 12 months before the investigation and the county was not considered as part of the registered residence; ② people aged 18 or above and usually migrant workers and businessmen. People who lived in the same city but different counties (districts/groups) were excluded, along with foreign population such as students, unemployed persons, and visitors. The 2012 Surveillance for Employed Floating Population selected participants by using a multi-stage occupational-stratified clustering sampling method and selected an equal number (at least 50) of participants from each of the six occupation categories in each county (district/group), including manufacturing industry, wholesale and retail trade industry, hospitality and food services industry, social service industry, construction industry, and other industries. Therefore, there were 300 participants sampled in each county (district/group) and the sample size was up to 51 000 nationally.

The 2012 Surveillance for Employed Floating Population used centralized interviews (i.e., gathering participants in certain locations) to collect information from the participants. The contents included face-to-face questionnaire interviews, physical measurements, and laboratory examinations. The face-to-face questionnaire interviews collected information on demographic information, tobacco use, alcohol consumption, diet, physical activities, awareness and control of blood pressure, blood glucose and blood lipids, self-rated health status and satisfaction, usage of health service and oral health information, etc. Physical measurements included height, weight, hip circumference and blood pressure. Laboratory examinations included fasting and 2 hour oral glucose tolerance tests (OGTT) blood glucose, blood lipids, insulin, and HbA1c.

To guarantee efficient organization, successful implementation and high-quality data collection, a three-level quality control network (national, provincial and county) was organized and a strict quality control protocol was developed to ensure high information quality. Each step of surveillance activities was implemented strictly following the national quality control protocol including protocol and questionnaire development, pilot studies, sampling, field worker trainings, field work preparation, data collection, blood drawing, blood preservation and transportation, lab testing, data entry and cleaning, data analysis, and report writing. Two-level field worker training system was built: firstly, national training courses were offered to provincial and local quality control staffs and survey team leaders, and then these trained provincial staffs were responsible to train the staffs at each surveillance point. There were 280 provincial CDC staffs and survey team leaders graduated from the national training courses and the qualification rate and the excellent rate were 100% and 95% respectively. Each field worker was requited to pass a uniform examination before conducting surveillance activities.

With regard to laboratory testing, fasting and OGTT-2h blood glucose were asked to be performed in county level laboratories. In order to guarantee the surveillance quality, each laboratory was asked to conduct a performance testing for the quality controls of blood sugar measurements according to the quality control protocol one week before being used and only the qualitied ones can be used in the filed work. Blind samples were asked to be tested before, during and after the daily testing. Blood lipids, insulin, and HbA1c were tested in Shanghai Ruijin Hospital centrally. Standard operation procedures were developed for all test items.

2. Results

2.1 Demographics of respondents

In the 2012 Surveillance for Employed Floating Population, a total of 50 209 individuals aged 18 or above participated and 48 704 aged between 18 and 59 years old were included in the final analysis. The majority of the respondents were male (55.2%). Overall, 34.2% (16 634) were 18~29 years-old, 26.3% (12 830) were 30~39, 28.7% (13 963) were 40~49, and 10.8% (5227) were 50~59. There were 17.3% (8404) occupied in manufacturing industry, 16.1% (7826) in the wholesale and retail trade industry, 17.1% (8332) in the hospitality and food services industry, 16.9% (8225) in the social service industry, 16.6% (8103) in the construction industry, and 16.0% (7814) occupied in other industries.

2.2 Risk factors for NCD

2.2.1 Tobacco use

In 2012, the estimated self-reported prevalence of current smoking among Chinese employed floating population aged 18 to 59 years old was 32.5%. Male adults (55.3%) had a higher prevalence than did female (1.9%). Daily smoking was reported by 27.9% (47.8% among men and 1.3% among women). Among male, the self-reported prevalence of current daily smoking increased with age. The average age when daily smoking started was 19.6 years (19.5 years for men and 22.6 years for women). Among daily smokers, the mean number of cigarettes smoked was 15.6/day (15.7/day for men and 10.3/day for women). Among all the categories, male adults who occupied in construction industry had the highest self-reported prevalence of current smoking (58.6%), daily smoking (52.4%) and the mean number of cigarettes smoked (18.2/day).

Among current smokers, the proportion of attempting to quit during the previous 12 months was 10.3%. The proportion among male smokers (10.1%) was lower than that among female smokers (14.8%). Among smokers, 6.1% quit smoking successfully during the past 12 months. A higher proportion of women (7.2%) than men (6.1%) reported they were successful. The proportions of attempting to quit and quit smoking successfully were both more common with increased age among male smokers. Among the six categories, male adults who occupied in the social service industry had both the highest proportion of attempting to quit and quitting smoking successfully.

2.2.2 Alcohol consumption

In China, 39.5% of employed floating population (58.0% for men, 14.6% for women) aged 18 to 59 years old reported drinking in the past 30 days and 51.7% (71.9% for men, 24.7% for women) reported drinking in the past 12 months. Among those who drank, 13.5% reported frequent drinking (5 days or more per week) (16.0% for men, 3.6% for women). For those who drank, the average daily pure alcohol intake was 15.8 grams (18.7 grams for men, 4.1 grams for women). Hazardous drinking among those who drank was reported by 5.7%, and the proportion was higher among males (6.6%) than that among females (2.3%). Harmful drinking among those who drank was reported by 5.9%, and the proportion was also higher among males (6.9%) than that among females (1.6%). All the proportion of reported drinking in the past 30 days, in the past 12 months, frequent drinking (5 days or more per week), average daily pure alcohol intake, hazardous drinking and harmful drinking increased with increasing age among the employed floating population. In addition, the proportion among workers occupied in the construction industry was higher than that in the other five industries.

2.2.3 Diet

In 2012, the average intake of fruit and vegetable among the employed floating population aged 18 to 59 years old was 478.3 grams. Insufficient intake of fruit and vegetable was reported 44.1% (46.2% for men, 41.2% for women). The proportion was similar among all the six industries. The average daily red meat consumption was 125.9 grams. 36.2% reported daily consuming excessive red meat and the proportion was higher among males (42.4%) than that among females (27.8%).

2.2.4 Physical activity

In 2012, 19.4% (20.5% for men, 17.8% for women) of employed floating population aged 18 to 59 year-old reported regular exercise. The proportion of those who reported never exercising during the last 12 months was 71.3% (69.3% for men, 74.1% for women). Overall, the average amount of sedentary behavior during leisure time every day was 4.9 hours (4.7 hours for men, 5.1 hours for women).

3. Chronic conditions

3.1 Overweight and Obesity

In 2012, the prevalence of overweight and obesity (BMI cutoff points: 24.0-27.9 for overweight, ≥28 for obesity) among employed floating population aged 18 to 59 were 30.4% and 10.9%, respectively. The proportions among males (35.1% and 13.5%, respectively) were higher than those among females (24.1% and 7.3%, respectively). Both overweight and obesity became more common over age. In terms of occupation categories, the highest proportion of overweight was observed in the construction industry (36.4%) and the highest proportion of obesity was observed in the construction trade industry (12.8%).

3.2 Hypertension

In 2012, 15.6% of employed floating population aged 18 to 59 years old had hypertension (20.6% of men and 8.9% of women). The highest prevalence of hypertension was observed in the construction industry (21.7%). There were 24.3% of hypertension patients aware of their diagnosis (26.4% for men, 23.7% for women). The proportion rose with increasing age and the lowest proportion was observed in hospitality and food services industry (23.4%). Twelve percent (11.0% for men, 15.4% for women) of hypertension patients had been treated with medications, while the proportion was 47.8% (44.7% for men, 56.4% for women) among those who were diagnosed of having hypertension. The proportion also rose with increasing age and the lowest proportion was observed in manufacturing industry (43.8%). 2.9% patients had their hypertension controlled (men 2.5% and women 4.2%), while the proportion was 25.1% (men 24.4% and women 27.0%) among patinets who were treated with medicine in the last two weeks and the lowest proportion was observed in construction industry (20.8%).

In 2012, the proportion of hypertension patients who had received health management was 17.2% (men 16.0% and women 20.2%) among employed floating population aged 18 to 59 years old. The proportion of standardized management was 24.0% (men 23.2% and women 25.6%) among those managed patients.

3.3 Diabetes

In 2012, the prevalence of diabetes was 4.8% among the employed floating population (men 6.0% and women 3.0%). The highest prevalence was observed in construction industry (6.1%). There were 28.5% with diabetes aware of their diagnosis (men 28.6% and women 28.3%). The proportion increased with increasing age and the lowest proportion was observed in construction industry (25.4%). 23.8% with diabetes had been treated (men 23.9% and women 23.3%). The proportion also increased with age and the lowest rate was observed in hospitality and food services industry (21.8%). Among those who were aware of their diabetes, 83.4% had been treated (men 83.8% and women 82.2%) and the lowest proportion (76.2%) was observed in social service industry. 28.6% patients had controlled their diabetes (men 27.2% and women 32.4%) and the lowest proportion (25.0%) was observed in wholesale and retail trade industry. Of patients who received medical treatment, only 34.8% had controlled their diabetes (men 34.7% and women 35.2%) and the lowest proportion (28.7%) was also observed in wholesale and retail trade industry.

In 2012, the proportion of diabetics who had received health management was 16.7% (men 16.3% and women 17.6%) among employed floating population aged 18 to 59 years old. As age increased, the proportion of health management slightly increased. The proportion of standardized management was 35.4% (men 35.0% and women 36.4%) among those managed patients.

3.4 Dyslipidemia

It was found that 4.9% of the employed floating population aged 18 to 59 years old had high total cholesterol (TC) (men 6.4% and women 3.0%) in 2012. The prevalence of high low-density lipoprotein cholesterol (LDL-C) was 1.8% (men 2.3% and women 1.1%) while the prevalence of low high-density lipoprotein cholesterol (HDL-C) was 25.6% (men 32.2% and women 16.6%). Hyper-triglyceridemia (TG) was found among 13.0% (men 18.4% and women 5.7%). In terms of occupation categories, the highest proportions of TC, LDL-C, and TG were observed in construction industry; whereas the highest proportion of HDL-C was observed in the wholesale and retail trade industry.

4. Comparison between NCD risk factors surveillance among employed floating population in 2012 and that among residents in 2010

4.1 Risk factors for NCD

In 2012, the standardized proportion of current smoking and daily smoking among the employed floating population aged 18 to 59 years old were 29.1% (men 55.4% and women 2.0%) and 25.4% (men 48.5% and women 1.4%), respectively. While the corresponding proportions among the residents aged 18 to 59 years old in the 2010 NCD surveillance were 28.6% and 25.1%, respectively. These proportions were similar in terms of both gender and the entirety. The standardized proportion of smokers attempting to quit smoking during the previous 12 months and quitting smoking successfully among the employed floating population aged 18 to 59 years old were 11.7% (men 11.5% and women 17.5%) and 7.6% (men 7.5% and women 11.0%), respectively. While the corresponding proportions among the residents aged 18 to 59 years old in the 2010 NCD surveillance were 12.0% (men 11.6% and women 21.3%) and 8.12% (men 7.9% and women 15.7%). Compared to the residents, the employed floating population, either males or femals, had a relatively lower proportion of quitting smoking successfully.

In 2012, the standardized proportions of drinking in the past 30 days and drinking in the past 12 months among the employed floating population aged 18 to 59 years old were 39.5% (men 56.8% and women 13.5%) and 59.9% (men 70.2% and women 22.5%), respectively. The standardized proportions of hazardous drinking and harmful drinking were 6.4% (men 7.5% and women 2.9%) and 6.4% (men 7.8% and women 1.6%), respectively. While the corresponding four proportions among the residents aged 18 to 59 years old in the 2010 NCD surveillance were 30.1%, 38.3%, 7.8% and 8.8%, respectively. Compared to the residents, the employed floating population had relatively higher standardized proportions of drinking in the past 30 days and drinking in the past 12 months, and relatively lower standardized proportions of hazardous drinking and harmful drinking.

In 2012, the standardized proportion of insufficient intake of fruit and vegetable among the employed floating population aged 18 to 59 years old was 43.7% (men 45.9% and women 41.4%). The standardized proportion of consuming excessive red meat was 34.6% (men 41.6% and women 27.0%). While the corresponding proportions among the residents aged 18 to 59 years old in the 2010 NCD surveillance were 51.4% and 30.1%, respectively. Compared to the residents, the employed floating population had relatively lower standardized proportion of insufficient intake of fruit and vegetable and relatively higher standardized proportion of consuming excessive red meat, in terms of both gender and the entirety.

In 2012, the standardized proportions of regular exercise and never exercising among the employed floating population aged 18 to 59 years old were 19.7% and 72.1%, respectively. While the corresponding proportions among the residents aged 18 to 59 years old in the 2010 NCD surveillance were 12.3% and 82.5%, respectively. Compared to the residents, the employed floating population had a higher proportion of regular exercise and a lower proportion of never exercising.

4.2 Main chronic diseases

In 2012, the standardized prevalences of overweight and obesity among the employed floating population aged 18 to 59 years old were 32.8% (men 36.3% and women 29.2%) and 11.5% (men 13.6% and women 9.4%), respectively. Compared to the residents (32.0%), males among the employed floating population had a higher standardized prevalence of overweight, while the females among the employed floating population had a similar standardized prevalence of overweight with that among the residents. The standardized prevalence of obesity among males in the employed floating population was slightly higher than that in the residents (12.6%), while the prevalence among females in the employed floating population was slightly lower than that in the residents (11.3%).

In 2012, the standardized prevalence of hypertension among the employed floating population aged 18 to 59 years old was 20.7% (men 25.0% and women 16.4%). While the corresponding prevalence among the residents aged 18 to 59 years old in the 2010 NCD surveillance was 26.0% (men 28.9% and women 23.1%). Compared to the residents, the employed floating population, either males or femals, had a relatively lower prevalence of hypertension. The standardized proportion of hypertension patients who were aware of their diagnosis among the employed floating population aged 18 to 59 years old was 29.7% (men 27.3% and women 33.3%), which was similar to the proportion among the residents (30.8%). The standardized proportion of patients who had been treated with medications among the employed floating population was 18.2% (men 15.0% and women 23.3%), which was slightly lower than the proportion among the residents (19.3%). Among those who were aware of suffering hypertension, the standardized proportion of patients who had been treated with medications was 59.8% (men 53.4% and women 68.1%), which was similar to the proportion among the residents (60.7%). The standardized proportion of patients who had their hypertension controlled among the employed floating population was 4.9% (men 3.6% and women 6.8%), which was slightly higher than that among the residents (3.8%). Among the patients who were treated with medicine in the last two weeks, the standzrdized proportion of patients who had their hypertension controlled in the employed floating population was 26.6% (men 24.1% and women 29.1%), which was higher than that among the residents (19.9%). The standardized proportion of hypertension patients who had received health management among the employed floating population was 20.1%, which was significantly lower than that among the residents(49.6%). The standardized proportion of standardized management among those managed patients was 30.5%, which was also much lower than that among the residents (57.9%).

In 2012, the standardized prevalence of diabetes among the employed floating population aged 18 to 59 years old was 6.7% (men 7.9% and women 5.6%), while the corresponding prevalence among the residents aged 18 to 59 years old in the 2010 NCD surveillance was 7.8% (men 8.9% and women 6.6%). Compared to the residents, the employed floating population, either males or femals, had a relatively lower prevalence of diabetes. The standardized proportion of diabetics who were aware of their diagnosis among the employed floating population aged 18 to 59 years old was 35.8% (men 32.3% and women 40.8%). Males among the employed floating population had a similar standardized proportion of diabetics who were aware of their diagnosis with the residents (33.7%), while the females among the employed floating population had a higher standardized proportion compared to the residents (33.0%). The standardized proportion of diabetics who were treated with medications among the employed floating population was 30.7% (men 27.7% and women 35.1%), which was similar to the proportion among the residents (30.7%). Among those who were aware of their diabetes, the standardized proportion of patients who had been treated with medications was 85.5% (men 85.6% and women 86.0%), which was lower than the proportion among the residents (91.8%). The standardized proportion of patients who had their diabetes controlled among the employed floating population was 30.5% (men 27.9% and women 34.2%), which was higher than that among the residents (26.7%). Among the patients who had received medical treatment, the standzrdized proportion of patients who had their diabetes controlled in the employed floating population was 40.1% (men 38.8% and women 42.5%), which was higher than that among the residents (33.6%). The standardized proportion of diabetics who had received health management among the employed floating population was 19.9%, which was significantly lower than that among the residents (51.0%). The standardized proportion of standardized management among those managed patients was 38.4%, which was also much lower than that among the residents (49.5%).

In 2012, the standardized prevalence of high TC among the employed floating population aged 18 to 59 years old was 6.2% (men 7.0% and women 5.3%) and the standardized prevalence of high TG was 13.8% (men 18.8% and women 8.6%). Both of the standardized prevalence were higher than that among the residents (3.0% and 11.3%, respectively). The standardized prevalence of high LDL-C was 2.2% (men 2.5% and women 1.8%) among the employed floating population, which was similar to the prevalence among the residents (1.9%). The standardized prevalence of low HDL-C was 24.3% (men 31.4% and women 17.0%), which was lower than that among the residents (45.5%).

第一章 概 述

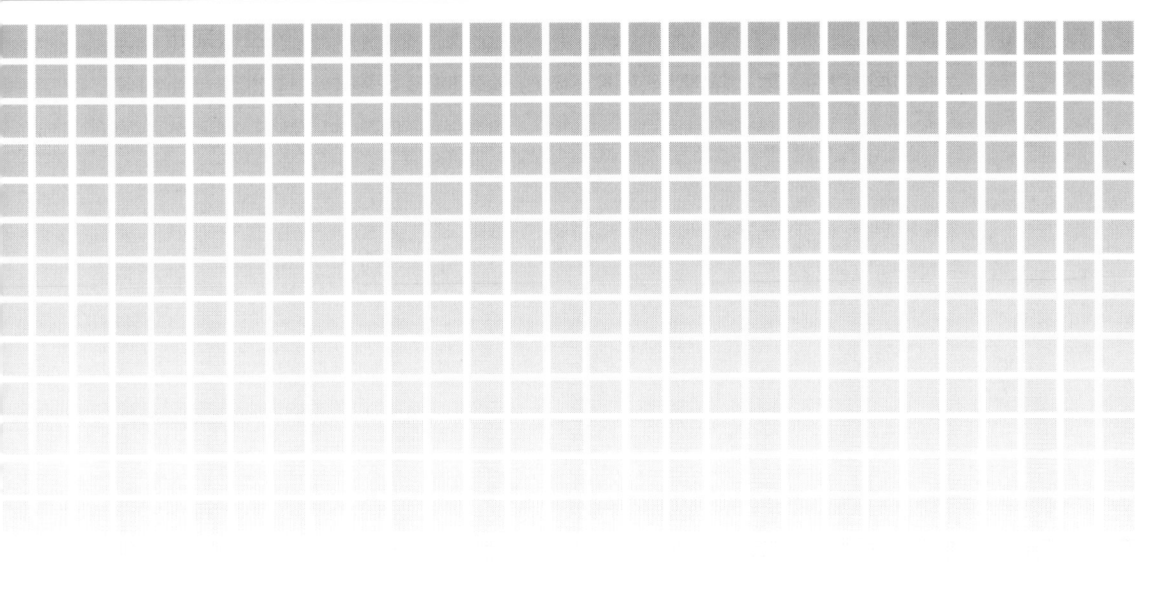

一、背景

慢性非传染性疾病（以下简称“慢性病”）已成为影响我国居民健康的重要公共卫生问题。2011 年我国的慢性病死亡人数占总死亡人数的 85%，心脑血管疾病、恶性肿瘤、呼吸系统疾病、糖尿病成为最主要的慢性病死亡原因。研究证实，吸烟、过量饮酒、不合理的膳食、身体活动缺乏等不健康的生活方式是上述慢性病的共同危险因素。中国疾病预防控制中心慢性非传染性疾病预防控制中心（简称中国疾控中心慢病中心）分别在 2004、2007 和 2010 年组织开展了 3 次针对常住居民的慢性病及危险因素监测工作，以了解我国常住成人居民主要慢性病的流行状况、发展趋势及相关危险因素，为国家制定慢性病防治规划、相关政策和干预策略及措施提供了有力证据。

随着我国城市化进程的加快和流动人口的逐年增加，流动人口的健康问题也逐渐引起社会关注。2010 年第六次全国人口普查数据显示，居住地与户口登记地所在的乡镇街道不一致且离开户口登记地半年以上的人口为 2.61 亿人，其中市辖区内人户分离的人口为 0.40 亿人，不包括市辖区内人户分离的人口（即流动人口）为 2.21 亿人。同 2000 年第五次全国人口普查数据相比，居住地与户口登记地所在的乡镇街道不一致且离开户口登记地半年以上的人口增加 1.17 亿人，增长 81.03%。《中国流动人口发展报告（2011）》显示，我国劳动年龄流动人口的就业率为 87.1%。流动人口离开原住地后，在参与现住地工作和生活的过程中，其社会地位、经济水平、生活方式、医疗保障状况等都直接或间接地影响他们的慢性病相关行为，从而影响慢性病的患病、治疗及其控制情况，并进而影响他们的健康状况。

有关数据表明，我国数量庞大的流动人口还将继续增加。相关资料也显示，流动人口的医疗保障制度不健全，医疗保险覆盖率低，健康保健意识低，就医率低，因病致贫、因病返贫的现象严重。目前，我国关于流动人口慢性病及其危险因素流行状况的资料欠缺，针对流动人口慢性病预防控制的策略和措施也相对不足。因此，开展流动人口慢性病及其危险因素专题调查已经成为当务之急。

2012 年在国家卫生和计划生育委员会（原卫生部）的领导下，根据《财政部、卫生部关于下达 2012 年重大公共卫生服务项目补助资金的通知（财社【2012】64 号）》要求，中国疾控中心慢病中心负责组织实施了中国慢性病及其危险因素监测（2012）流动人口专题调查（以下简称“慢性病监测流动人口专题调查”），该调查在 31 个省（自治区、直辖市）和新疆生产建设兵团共 170 个县（区、团）开展，共调查 5 万多名 18 岁及 18 岁以上的就业流动人口（即外来务工和经商人员），除询问调查和身体测量内容外，还采集了空腹和服葡萄糖后 2 小时的血液标本，并进行血糖、血脂、胰岛素和糖化血红蛋白检测。

二、监测目的

掌握我国就业流动人口慢性病的主要危险因素、主要慢性病的患病及控制情况；了解就业流动人口的经济水平、教育程度、卫生服务利用、医疗保障等社会决定因素有关信息；为制定和评价慢性病预防控制策略和措施以及流动人口基本公共卫生服务均等化等提供科学依据。

三、抽样设计

（一）调查点的确定

中国慢性病及其危险因素监测（2012）流动人口专题调查工作在 31 个省（自治区、直辖市）和新疆生产建设兵团共 170 个县（区、团）开展。调查点的确定方法如下：以全国疾病监测系统 161 个监测点和新疆生产建设兵团第二师（中国慢性病及其危险因素监测系统）为基础，将流动人口数量不足 3000 人的监测点置换成该地市流动人口最多的县（区、团）作为调查点，并对北京、上海、天津、重庆 4 个直辖市各增补 2 个调查点，最终确定 170 个慢性病及其危险因素监测流动人口专题调查点。

（二）调查对象选取原则

考虑到流动人口的抽样信息难以获取，无法构建完整的抽样框。但为了能获取反映流动人口真实情况的数据，在兼顾调查可操作性的同时，尽量让样本在调查地区的行业和功能机构上分散。

本次调查按行业分层多阶段整群抽样选取调查对象。

（三）样本量

1. 分层因素 本次调查按行业分层，即分为制造业、批发零售业、住宿餐饮业、社会服务业、建筑业和其他六大类行业。

2. 样本量的计算 每个调查县（区、团）内按行业进行等额选样，即每类行业调查均不得少于 50 人，每个调查县（区、团）选取至少 300 人，全国的最低样本量为 51 000 人（300 人 / 调查点 ×170 个调查点 =51 000 人）。

（四）抽样方法及步骤

采取按行业分层多阶段整群的方法等额选取调查对象，具体方法及步骤如下。

1. 行业摸底和子行业的选择 按国家统计局行业分类标准对调查地区流动人口所在的行业进行摸底，编制调查地区六大行业子类列表。考虑到行业间的差别，行业子类的选取数量有所不同：制造业选取流动人口较多的前 3 种子类；批发零售业选择 2 种子类（批发业子类 1 种，零售业子类 1 种）；住宿餐饮业选择 2 种子类（住宿业子类 1 种，餐饮业子类 1 种）；社会服务业、建筑业和其他行业均选择流动人口较多的前 2 类子行业开展调查。

2. 功能机构的选择和样本量分配 各大行业确定开展调查的行业子类后，对调查地区行业子类中的功能机构进行选取，方法如下。

制造业：在确定的 3 个行业子类中各选取有代表性的 1 个功能机构进行调查，调查人数均不低于 17 人。

批发零售业：批发业选取具有代表性的 1 个批发市场进行调查，样本量不低于 25 人。选取流动人口总数≥ 15 人的零售业机构 1 家，调查 15 人；选取流动人口总数＜ 15 人的零售业机构至少 2 家，共调查不少于 10 人。

住宿餐饮业：选取流动人口总数≥ 15 人的住宿业机构 1 家，样本量不低于 15 人；选取流动人口总数＜ 15 人的住宿业机构至少 2 家，共调查不低于 10 人。选取流动人口总数≥ 15 人的餐饮业机构 1 家，样本量不低于 15 人；选取流动人口总数＜ 15 人的餐饮业机构至少 2 家，共调查不低于 10 人。

社会服务业、建筑业和其他行业：在确定的 2 类子行业中，各调查不低于 2 家功能机构，并完成不低于 25 人的调查。大行业内的样本量不低于 50 人。

3. 整群抽取机构内调查对象 确定开展调查的功能机构后，利用整群方式抽取调查对象，具体方法如下。

制造业：在调查地区的前 3 种主要制造业子行业中，对被选中的功能机构进行摸底；然后在每个功能机构内，按部门整群随机抽取相应样本量的流动人口。若 1 个部门不足所需的样本量，随机抽取其他部门进行补充。

批发零售业：由于批发零售业的功能机构通常规模不大，很多地区以个体经营为主，所以功能机构数量不设上限，直至抽取流动人口满 50 人为止。批发业通常比较集中，需要对同一批发市场内的摊位摸底，并随机抽取部分摊位进行调查，直至完成 25 人的调查。零售业分为较大规模（流动人口≥ 15 人）和较小规模（流动人口＜ 15 人）的零售机构。较大规模的零售机构内按照部门整群随机抽取 15 名流动人口进行调查，若不足则随机抽取其他部门进行补充；较小规模的零售机构在尽量保证地理上分散的前提下，整群抽取若干机构（至少 2 个），直至完成 10 人。

在住宿业和餐饮业所抽取的较大规模（流动人口≥ 15 人）的功能机构中，对其内部结构和流动人口进行摸底。在所抽取的功能机构内按部门整群随机抽取相应样本量的流动人口，若 1 个功能机构不足所需的样本量，随机抽取其他部门进行补充。在较小规模（流动人口＜ 15 人）的功能机构中随机抽取若干功能机构（至少 2 个）进行调查，直至完成所需的样本量。

社会服务业、建筑业和其他行业：在调查地区流动人口较多的前2类子行业中随机抽取若干功能机构（至少2个），并完成所需的样本量。

四、调查对象、内容与方法

（一）调查对象

调查对象为调查地区18岁及18岁以上的就业流动人口（即外来务工和经商人员），并符合以下条件：①居住地和户口登记地所在的县（区、团）不同，但排除同一市内的跨区人口（如户籍在北京市东城区，居住在西城区不算做流动人口。但是户籍在密云县，居住在西城区则算作流动人口）。②过去的12个月内在调查县（区、团）居住6个月以上。学生、无业人员、探亲访友者等外来人口不纳入本次调查的范围内。

（二）调查内容及方法

本次调查包括询问调查、身体测量和实验室检测三部分内容。

1. 询问调查 问卷包括基本信息、吸烟、饮酒、饮食、身体活动状况，血压、血糖、血脂知晓及其控制情况等信息，健康状况和满意度，卫生服务利用及口腔健康状况等内容。

问卷由经过统一培训的调查员以面对面询问的方式进行调查，不可由调查对象自填。

2. 身体测量 身体测量内容包括身高、体重、腰围和血压。体重、腰围的测量在调查对象清晨空腹的状态下进行，每种身体测量项目由两名测量员共同完成。

身高测量采用长度为2.0 m、精确度为0.1 cm的身高计；体重测量采用百利达电子体重计测量，最大称量为150 kg、精确度为0.1 kg的电子体重计；腰围测量使用长度为1.5 m、宽度为1 cm、最小刻度为0.1 cm的腰围尺，以腋中线肋弓下缘交叉点与髂前上嵴连线中点的水平位置为测量点；血压测量使用欧姆龙HEM-7071或HEM-770A电子血压计，精确到1 mmHg。

3. 实验室检测 本次调查的所有调查对象均抽取空腹静脉血测定空腹血糖、胰岛素和血脂四项（总胆固醇、低密度脂蛋白胆固醇、高密度脂蛋白胆固醇和甘油三酯），留取指尖毛细血管全血测定糖化血红蛋白，无糖尿病病史的调查对象还口服75 g无水葡萄糖测定服糖后2小时（OGTT-2 h）的血糖和胰岛素。所有的血液样品采集工具和75 g无水葡萄糖粉均统一提供，血样采集后在调查现场进行离心和分装，并按要求保存和运输。

空腹和OGTT-2 h血糖由各调查点的实验室进行测定，各调查点的实验室必须按照统一的质控方法进行实验室性能验证，只有通过性能验证后才能开展现场调查，血糖检测仪器采用全自动或半自动生化检测仪。其他血样由调查点在采集后1个月之内送至上海交通大学附属瑞金医院统一进行检测。糖化血红蛋白检测采用美国伯乐公司（Bio-Rad Laboratories, Inc.）VARIANT Ⅱ糖化血红蛋白测试系统及原装试剂，检测使用高效液相色谱法（HPLC）。血脂和胰岛素检测采用美国雅培公司（Abbott Laboratories）生化免疫检测仪及原装试剂。血脂检测使用常规生化法，胰岛素检测使用微粒子化学发光法。

五、数据库结构及统计分析方法

（一）数据库结构

本次调查的数据库包括问卷数据库、血糖数据库和血脂、胰岛素及糖化血红蛋白数据库。问卷数据库与血糖数据库通过采血编码（BLOODID）进行连接，问卷数据库和血脂、胰岛素、糖化血红蛋白数据库通过采血编码（BLOODID）进行连接（图 1-1）。

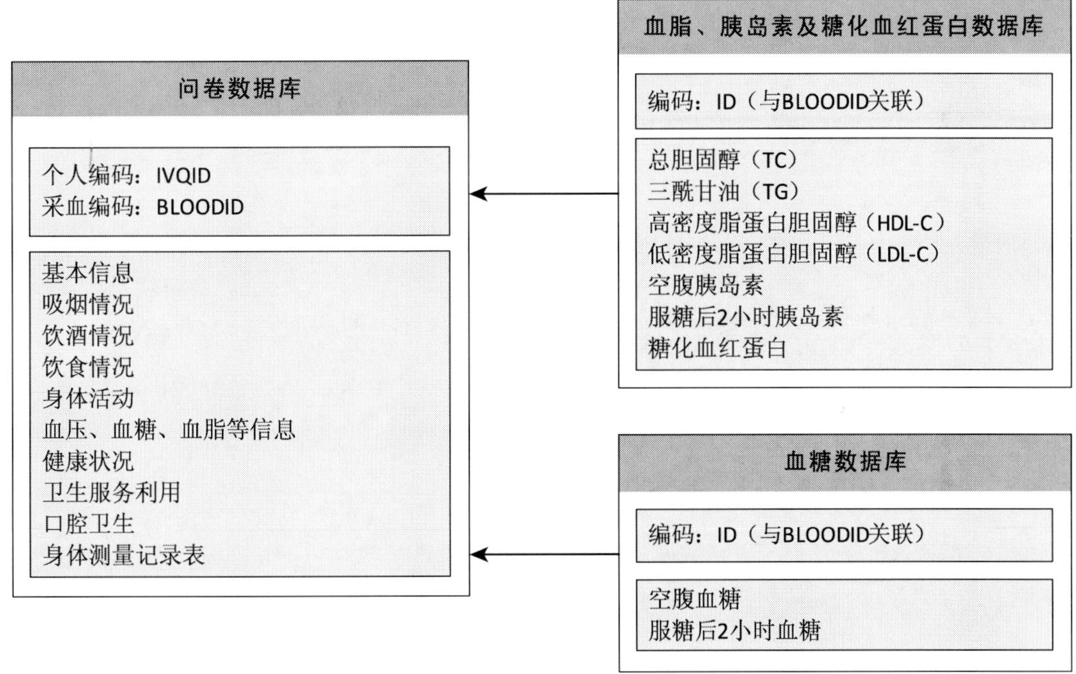

图 1-1 中国慢性病及其危险因素监测（2012）流动人口专题调查数据库结构图

经过统一清理，形成最终数据库，包含 48 704 条记录，共计 366 个变量，其中问卷 337 个变量、身体测量 20 个变量、实验室检测 9 个变量。

（二）数据分析方法

1. 统计分析 本报告主要以年龄、性别、行业作为分层因素，采用率、构成比、均数等指标进行统计描述。为使调查结果能够代表全国 18 ~ 59 岁就业流动人口，计算结果采用原国家人口和计划生育委员会（简称“原计生委”）2012 年流动人口动态监测的调查数据作为事后加权调整的依据，用于估计 2012 年 18 ~ 59 岁流动人口的慢性病危险因素流行率和慢性病患病率等指标。

全部统计分析使用 SAS 9.2 统计软件完成。

2. 加权调整　由于在抽样时难以获得抽样框，本次调查未能进行完全随机抽样，所以不存在抽样权重；由抽样造成的某些重要指标在样本与总体分布上的偏差（主要为年龄、性别和行业的偏差），根据原计生委 2012 年流动人口动态监测的调查数据进行事后分层调整。

事后分层权重考虑的分层因素为性别 2 层（男性、女性），年龄 4 层（18 ~ 29 岁，30 ~ 39 岁，40 ~ 49 岁和 50 ~ 59 岁），行业 6 层（制造业、批发零售业、住宿餐饮业、社会服务业、建筑业和其他行业），共计 48 层。按照原计生委 2012 流动人口动态监测调查数据加权后的样本分布，计算每层权重值的公式如下：

$$w_{ps}=\frac{\text{原计生委 2012 年流动人口调查样本在第 } k \text{ 层的权重之和}}{\text{样本在第 } k \text{ 层的人口数}}$$

由于不存在抽样权重，事后分层权重即为样本个体的最终权重，即：

$$W=w_{ps}$$

在与 2010 年常住居民的监测结果进行比较时，考虑到流动人口和常住居民的年龄、性别分布的差异，按照 2010 年全国第六次人口普查的年龄、性别分布，分别对 2010 年常住居民的监测结果和 2012 年流动人口的调查结果进行标准化处理。

六、分析指标的相关定义和标准

（一）慢性病危险因素

1. 吸烟行为

吸烟者：调查时吸烟的人和以前曾经吸烟的人。

现在吸烟者：调查时吸烟的人。

现在每日吸烟者：调查时存在吸烟行为，并且每日吸烟的人。

戒烟者：既往曾经吸烟，调查时已经不存在吸烟行为的人。

成功戒烟者：戒烟者中，最后一次戒烟距调查时已有 2 年或 2 年以上的人。

现在吸烟率：现在吸烟者在总人群中所占的比例。

现在每日吸烟率：现在每日吸烟者在总人群中所占的比例。

戒烟率：现在已戒烟者在所有吸烟者中所占的比例。

成功戒烟率：成功戒烟者在吸烟者中所占的比例。

日均吸烟量：现在每日吸烟者平均每日吸烟的量（机制卷烟）。

2. 饮酒行为

饮酒：指喝过购买或自制的各类含有乙醇成分的饮料，包括啤酒、果酒、白酒、黄酒、糯米酒等。

饮酒者日均乙醇摄入量：饮酒者平均每天所摄入的乙醇克数。

危险饮酒：指男性饮酒者日均乙醇摄入量≥ 41 g 并且 < 61 g 的饮酒行为，女性饮酒者日均乙醇摄入量≥ 21 g 并且 < 41 g 的饮酒行为。

有害饮酒：指男性饮酒者日均乙醇摄入量在 61 g 及 61 g 以上的饮酒行为，女性饮酒者日均乙醇摄入量在 41 g 及 41 g 以上的饮酒行为。

过去 30 天饮酒率：过去 30 天内有饮酒行为者在总人群中所占的比例。

过去 12 个月饮酒率：过去 12 个月内有饮酒行为者在总人群中所占的比例。

危险饮酒率：具有危险饮酒行为者占饮酒者的比例。

有害饮酒率：具有有害饮酒行为者占饮酒者的比例。

本报告中，高度白酒的乙醇度按 52% 计算、低度白酒为 38%；啤酒为 4%；黄酒、糯米酒为 18%；葡萄酒为 10%。

3. 膳食

蔬菜：各种未经特殊加工（如腌、晒、泡制等）的新鲜蔬菜。

水果：各类未经特殊加工（如腌、晒、泡制、蒸、煮等）的新鲜水果。

红肉：各类未经特殊加工（如腌、熏、酱等）的新鲜或冷冻的家畜肉，包括猪、牛、羊等。

日均蔬菜水果摄入不足：按照世界卫生组织的推荐标准，日均蔬菜和水果类的摄入量至少为 400 g。本报告将日均摄入量低于 400 g 视为摄入不足。

红肉摄入过多：根据世界癌症研究基金会的推荐，猪、牛、羊肉等红肉类食物的平均日均摄入量按生重计不应超过 100 g。本报告将日均摄入量在 100 g 以上视为摄入过多。

蔬菜水果摄入不足比例：日均蔬菜水果摄入低于 400 g 者在总人群中所占的比例。

红肉摄入过多比例：日均红肉摄入量高于 100 g 者在总人群中所占的比例。

4. 身体活动

经常锻炼率：每周参加业余锻炼至少 3 次，每次至少 10 分钟者在总人群中所占的比例。

从不锻炼率：通常 1 周中从不参加锻炼者在总人群中所占的比例。

静态行为：指安静地坐位看电视、使用电脑、玩电子游戏、阅读等静态行为。

（二）主要慢性病的患病情况

1. 肥胖　体重指数（body mass index，BMI）的计算公式为：BMI= 体重（kg）/ 身高^2（m^2）。

低体重、正常体重、超重和肥胖：按照《中国成人超重和肥胖症预防控制指南》标准，BMI < 18.5 为低体重；18.5 ≤ BMI < 24.0 为体重正常；24.0 ≤ BMI < 28 为超重；BMI ≥ 28 为肥胖。

超重率：BMI 计算值达到超重范围者在总人群中所占的比例。

肥胖率：BMI 计算值达到肥胖范围者在总人群中所占的比例。

2. 高血压及其控制 按照《中国高血压防治指南》（2010 版）的成人高血压标准，在未使用抗高血压药物的情况下，收缩压≥ 140 mmHg（18.6 kPa）和（或）舒张压≥ 90 mmHg（12 kPa）。血压共测量 3 次，每次间隔大于 1 分钟，以后 2 次测量结果的平均值作为最终血压值。

高血压患者：血压测量结果收缩压（SBP）≥ 140 mmHg 和（或）舒张压（DBP）≥ 90 mmHg 以上者，或已被乡镇（社区）级或以上医院确诊为高血压且近 2 周服药者。

高血压患病率：高血压患者在总人群中所占的比例。

高血压知晓率：所有的高血压患者中，已被乡镇（社区）级或以上医院确诊为高血压患者的比例。

高血压治疗率：所有的高血压患者中，近 2 周服药控制血压者的比例。

高血压知晓治疗率：已明确诊断的高血压患者中，近 2 周服药控制血压者的比例。

高血压控制率：所有的高血压患者中，血压得到有效控制者（收缩压 < 140 mmHg 和舒张压 < 90 mmHg）的比例。

高血压治疗控制率：近 2 周服药控制血压的高血压患者中，血压得到有效控制者（收缩压 < 140 mmHg 和舒张压 < 90 mmHg）的比例。

高血压患者健康管理率：已纳入基层卫生服务机构管理的高血压患者在该地区被乡镇（社区）级或以上医院确诊的高血压患者中所占的比例。

高血压患者规范管理：根据《国家基本公共卫生服务规范 2011 版》的要求，纳入社区高血压患者健康管理的人群，同时得到基层医疗卫生机构所提供的每年至少 4 次的血压测量和用药、膳食、身体活动、戒烟（其中从不吸烟者除外）、戒酒 / 限酒（其中从不饮酒者除外）5 个方面的指导。

高血压患者社区规范管理率：纳入社区健康管理的高血压患者中，规范管理者所占的比例。

3. 糖尿病及其控制 根据 1999 年 WHO 的糖尿病诊断标准，空腹血糖≥ 7.0 mmol/L 和（或）服糖后 2 小时（OGTT-2 h）血糖≥ 11.1 mmol/L。

糖尿病患者：血糖测量结果符合糖尿病诊断标准者和（或）已被乡镇（社区）级或以上医院确诊为糖尿病者。

糖尿病患病率：糖尿病患者在总人群中所占的比例。

糖尿病知晓率：所有的糖尿病患者中，已明确被乡镇（社区）级或以上医院诊断的糖尿病患者的比例。

糖尿病治疗率：所有的糖尿病患者中，采取措施（包括生活方式改变和药物）控制血糖者的比例。

糖尿病知晓治疗率：在已被乡镇（社区）级及以上医院诊断为糖尿病的患者中，采取措施（包括生活方式改变和药物）控制血糖者的比例。

糖尿病控制率：所有的糖尿病患者中，目前空腹血糖不高于 7.0 mmol/L 的患者比例。

糖尿病治疗控制率：已采取措施治疗的糖尿病患者中，目前空腹血糖不高于 7.0 mmol/L 的患者比例。

糖尿病患者健康管理率：已纳入基层卫生服务机构管理的糖尿病患者在该地区被乡镇（社区）级或以上医院确诊的糖尿病患者中所占的比例。

糖尿病患者规范管理：根据《国家基本公共卫生服务规范 2011 版》的要求，纳入社区糖尿病患者健康管理的人群，同时得到基层医疗卫生机构所提供的每年至少 4 次的血糖测量和用药、膳食、身体活动、戒烟（其中从不吸烟者除外）、戒酒 / 限酒（其中从不饮酒者除外）5 个方面的指导。

糖尿病患者社区规范管理率：纳入社区健康管理的糖尿病患者中，规范管理者所占的比例。

4．血脂异常及其控制　按照《中国成人血脂异常防治指南（2007 年版）》的成人血脂异常诊断标准，总胆固醇（TC）≥ 6.22 mmol/L（240 mg/dl）为高胆固醇血症；高密度脂蛋白胆固醇（HDL-C）＜ 1.04 mmol/L（40 mg/dl）为低高密度脂蛋白胆固醇血症；低密度脂蛋白胆固醇（LDL-C）≥ 4.14 mmol/L（160 mg/dl）为高低密度脂蛋白胆固醇血症；甘油三酯（TG）≥ 2.26 mmol/L（200 mg/dl）为高甘油三酯血症。

高胆固醇血症患病率：指高胆固醇血症者在所有血脂检测者中所占的比例。

高甘油三酯血脂患病率：指高甘油三酯血症者在所有血脂检测者中所占的比例。

高低密度脂蛋白胆固醇血症患病率：指高低密度脂蛋白胆固醇血症者在所有血脂检测者中所占的比例。

低高密度脂蛋白胆固醇血症患病率：指低高密度脂蛋白胆固醇血症者在所有血脂检测者中所占的比例。

七、质量控制

本次调查前，针对我国流动人口慢性病及其危险因素的调查工作从未开展过，而且针对流动人口的其他健康状况的调查也较少，可以借鉴的经验不多。因此，为保证本次调查能够正常有序地开展，并获取高质量的调查数据，本次调查更加重视质量控制工作，制定了质量控制标准，建立了国家、省级和调查点三级的质量控制系统，对调查工作的各个环节实施严格的质量控制，包括方案的设计与修订、抽样、培训、现场调查、实验室检测、数据录入等。每个环节设置了相应的质控方法和指标，在整个调查的实施阶段都对质量进行了实时动态监控，一旦发现质量问题及时反馈、纠正，防止错偏的扩散。各阶段的具体质控内容及主要质控结果如下：

（一）现场调查前期的质量控制

1. 调查方案及问卷论证 中国疾控中心慢病中心组成调查方案及问卷修订小组，负责组织开展方案及问卷的修订；同时组成方案及问卷修订专家咨询组，为方案及问卷的制定提供技术支持。对整个修订过程进行记录，留存各类文字、音像资料，并通过开展现场预调查，对方案及问卷进行验证和完善。

2. 现场工作人员要求 各调查点成立现场调查工作队，由调查队的负责人、质量控制员、调查员及实验室工作人员构成。对各类人员的分工、职责和要求进行了明确的规定，以保证现场调查工作的质量。

3. 技术资料及调查工具准备 本次调查的问卷、工作手册等主要技术资料由中国疾控中心慢病中心编制并制成标准的电子版格式，各地根据需求自行印刷。调查所需工具的生产厂商和品牌规格与2010年调查所使用的工具相同，各调查点可根据各自需求自行采购。实验室所需的耗材和质控品统一提供。

4. 培训 培训是影响整个调查结局的关键环节之一，本次调查采用二级培训的方式进行人员培训，国家级培训对象为省级师资和调查点骨干，共培训技术骨干280人，学员综合考评合格率达到100%，优秀率达到95%。省级负责各调查点工作人员的培训，共培训调查人员3000余人，并全部考核合格。

5. 调查点实验室性能验证 空腹及餐后2小时血糖检测在调查点的实验室进行，参与血糖检测的实验室必须在现场调查前1周按照方案要求进行实验室性能验证，只有通过性能验证后才能开展现场调查工作。

6. 抽样 中国疾控中心慢病中心对调查点人口资料的准确性提出了要求并制定了抽样方案，省级疾控中心和调查点疾控中心共同负责抽样工作，抽样人员必须严格按照抽样方案进行抽样，并将抽样信息上报中国疾控中心慢病中心。

（二）现场调查阶段的质量控制

1. 现场准备 为保证调查工作的顺利进行，各地积极开展宣传动员工作，同时与相关部门沟通，争取当地政府部门的理解与支持，在统计局、公安局、工商局及卫生监督局等相关部门的配合和支持下，获得6类行业功能单位的相关资料，并积极动员这些功能单位对调查工作给予配合。

现场调查前参照现场调查物资清单，清点调查工具和资料，设专人负责调查物资的管理、调剂及校准。

2. 现场调查总体质量控制

（1）集中调查质控措施：包括保证调查工作开展所必需的工作场所、人员、设备等条件，调查场所设置包括登记区、询问调查区、身体测量区和血样采集及处理区，以避免相互干扰，保护被调查者的隐私。人员包括问卷调查员、身体测量员、实验室人员和质控员等。

（2）调查对象核查：国家和省级督导实际抽查了1834名调查对象进行核查，占总调查人数的3.6%，与抽样结果的符合率为99.4%。

（3）询问调查：国家级督导共计抽查231份问卷，漏项率、逻辑错误率和填写不清率分别为6.6%、3.1%和4.2%；省级督导共计抽查4378份问卷，漏项率、逻辑错误率和填写不清率分别为6.9%、4.8%和2.3%。

（4）身体测量：身高、体重、腰围和血压的测量要求每项由2名测量员完成。国家级和省级督导员在调查点针对血压项目抽取一定比例的调查对象进行复核测量，以督导员的测量结果为标准，与测量员的测量结果进行比对，发现问题及时纠正。国家级督导共计复测234人的血压，收缩压和舒张压合格（测量员与督导员的测量均值之差，收缩压≤10 mmHg，舒张压≤10 mmHg）率均为100%。省级督导共计复测了3213人的血压，收缩压和舒张压的合格率分别为97.2%和96.7%。

（5）血样采集、处理、运输与保存：中国疾控中心慢病中心和上海交通大学附属瑞金医院上海市内分泌代谢病研究所对调查现场血样采集与处理的场所、操作流程、保存条件等严格要求，并统一提供采血工具。国家级和省级现场督导时，检查血样离心、分装、保存和血糖检测的各个环节，发现问题及时纠正。

（6）实验室检测

①调查点的实验室血糖检测开始后，每日的血样开始检测前和结束检测后均须检测质控样品。如果质控样品检测结果出现失控，则该日的血样检测结果无效，必须查出问题、采取纠正措施并重新检测，直至质控样品的检测结果在控后再重复检测血样。每个工作日检测一次盲样，每完成一个行业的血样测定，向中国疾控中心慢病中心上报一次数据。中国疾控中心慢病中心指定专人每日核查各地上传的盲样检测结果，发现问题及时与调查点的实验室联系，查找原因，及时纠正。

②上海交通大学附属瑞金医院上海市内分泌代谢病研究所在血脂、胰岛素和糖化血红蛋白检测开始前对所有的检测项目建立标准操作流程，完成所有项目的性能验证，确保检测的准确性。按照原卫生部临床检验中心颁布的临床实验室质量控制规范，使用第三方质控品进行每日的质量控制。每个检测项目每天进行3次2～3个水平的质控样品检测，分别在样本检测开始前、检测中、检测结束后进行。对于可能影响检测结果的溶血、脂血等标本的状况进行记录。定期进行实验室间比对，保证检测结果的准确性。

3. 现场调查后期的质量控制

（1）问卷的收集与保存：调查点设专人负责问卷的收集，按照方案要求将应上报的资料及时上交给省级疾控中心。

（2）数据录入与清理处理环节：调查点使用统一的在线数据录入与管理系统进行数据录入和管理，所有问卷均要求2次平行录入，问卷经审核后及时上报中国疾控中心慢病中心。

中国疾控中心慢病中心及专家组经多次讨论确定数据清理和分析方案，两组人员独立撰写数据清理程序并合并清理结果。数据库验收共收到50 281条记录，由于个人关键信息和抽样信息缺失，删除了72条记录。全国170个调查点数据库各个部分的完整率均超过99%。数据清理主要针对50 209条记录的366个核心变量的1780万个数据点中存在的缺失、逻辑错误和不合理值进行清理，每个核心变量的错误率均小于1%。

由两组人员严格按照数据分析方案独立编写分析程序、分析结果并校对结果。数据清理和分析的结果除内部进行比对查错以外，还接受外部专家对程序和结果的审核。

第二章　调查结果

第一节 调查对象的基本情况

一、不同行业调查对象的就业性别、年龄分布

本次调查的 18 ~ 59 岁就业流动人口有效样本为 48 704 人，其中男性 26 888 人，占 55.2%；女性 21 816 人，占 44.8%；男性比例高于女性。18 ~ 29 岁、30 ~ 39 岁、40 ~ 49 岁和 50 ~ 59 岁人群的样本数分别为 16 634 人（34.2%）、12 830 人（26.3%）、13 963 人（28.7%）和 5277 人（10.8%）。

制造业、批发零售业、住宿餐饮业、社会服务业、建筑业和其他行业的样本数分别为 8404 人（17.3%）、7826 人（16.1%）、8332 人（17.1%）、8225 人（16.9%）、8103 人（16.6%）和 7814 人（16.0%）。分别见表 2-1 和表 2-2。

表 2–1 不同性别、年龄、行业的调查样本数

		合计	制造业	批发零售业	住宿餐饮业	社会服务业	建筑业	其他行业
合计	小计	48 704	8404	7826	8332	8225	8103	7814
	18 ~ 29岁	16 634	2963	2275	3725	3433	2199	2039
	30 ~ 39岁	12 830	2474	2197	2059	1952	2133	2015
	40 ~ 49岁	13 963	2264	2460	1896	1953	2705	2685
	50 ~ 59岁	5277	703	894	652	887	1066	1075
男	小计	26 888	4870	3500	3957	3796	5871	4894
	18 ~ 29岁	9016	1736	1005	1983	1469	1582	1241
	30 ~ 39岁	6850	1402	941	922	873	1473	1239
	40 ~ 49岁	7687	1268	1086	711	949	1984	1689
	50 ~ 59岁	3335	464	468	341	505	832	725
女	小计	21 816	3534	4326	4375	4429	2232	2920
	18 ~ 29岁	7618	1227	1270	1742	1964	617	798
	30 ~ 39岁	5980	1072	1256	1137	1079	660	776
	40 ~ 49岁	6276	996	1374	1185	1004	721	996
	50 ~ 59岁	1942	239	426	311	382	234	350

表 2–2 不同性别、年龄和行业的调查对象构成（%）

		合计	制造业	批发零售业	住宿餐饮业	社会服务业	建筑业	其他行业
合计	小计	100.0	100.0	100.0	100.0	100.0	100.0	100.0
	18 ~ 29岁	34.2	35.3	29.1	44.7	41.7	27.1	26.1
	30 ~ 39岁	26.3	29.4	28.1	24.7	23.7	26.3	25.8
	40 ~ 49岁	28.7	26.9	31.4	22.8	23.7	33.4	34.4

续表

		合计	制造业	批发零售业	住宿餐饮业	社会服务业	建筑业	其他行业
	50~59岁	10.8	8.4	11.4	7.8	10.8	13.2	13.8
男	小计	55.2	57.9	44.7	47.5	46.2	72.5	62.6
	18~29岁	18.5	20.7	12.8	23.8	17.9	19.5	15.9
	30~39岁	14.1	16.7	12.0	11.1	10.6	18.2	15.9
	40~49岁	15.8	15.1	13.9	8.5	11.5	24.5	21.6
	50~59岁	6.8	5.5	6.0	4.1	6.1	10.3	9.3
女	小计	44.8	42.1	55.3	52.5	53.8	27.5	37.4
	18~29岁	15.6	14.6	16.2	20.9	23.9	7.6	10.2
	30~39岁	12.3	12.8	16.0	13.6	13.1	8.1	9.9
	40~49岁	12.9	11.9	17.6	14.2	12.2	8.9	12.7
	50~59岁	4.0	2.8	5.4	3.7	4.6	2.9	4.5

二、不同行业调查对象的婚姻状况、教育水平、职业和民族分布

调查样本中，文盲 / 半文盲、小学、初中、高中或中专、大专、本科及以上教育水平者的比例依次为 5.2%、11.0%、39.0%、25.4%、12.8% 和 6.5%。

调查样本中，已婚 / 同居者的比例最高，占 76.0%；其次单身者占 22.2%，离婚 / 丧偶者占 1.8%。

调查样本中，商业服务人员最多，占 40.5%；其次为生产运输人员（19.1%），技术人员、农林牧渔水利从业人员、办事人员分别占 14%、4.5% 和 5.5%；企业负责人最少，仅占 1.2%。

调查样本中，汉族居民的比例最高，占 90.9%；壮族其次，占 1.7%。见表 2-3。

表 2–3　调查样本的教育水平、婚姻状况、职业和民族构成（%）

	合计	制造业	批发零售业	住宿餐饮业	社会服务业	建筑业	其他行业
教育水平							
文盲、半文盲	5.2	4.4	5.9	4.6	3.3	6.4	7.0
小学	11.0	9.0	11.3	10.6	8.0	14.7	12.4
初中	39.0	37.2	42.5	47.3	30.7	39.4	37.1
高中/中专	25.4	28.1	26.3	26.3	25.6	21.5	24.6
大专毕业	12.8	14.6	10.3	8.3	18.8	12.6	12.3
本科毕业	6.2	6.4	3.6	2.8	13.2	5.2	6.1
研究生及以上	0.3	0.3	0.0	0.1	0.3	0.2	0.6
婚姻状况							
单身	22.2	21.7	16.4	31.2	28.1	17.8	17.4
已婚/同居	76.0	76.5	81.7	66.9	70.3	80.4	81.0
离婚/丧偶/分居	1.8	1.8	1.9	1.9	1.7	1.8	1.5

续表

	合计	制造业	批发零售业	住宿餐饮业	社会服务业	建筑业	其他行业
职业							
农林牧渔水利	4.5	1.9	1.3	0.2	0.5	1.8	22.1
生产运输	19.1	53.4	3.7	1.4	4.0	30.1	21.2
商业服务	40.5	5.2	83.1	88.1	53.3	5.1	8.5
企业负责人	1.2	1.5	0.8	0.8	1.0	1.4	1.5
办事人员	5.5	8.0	2.4	2.7	5.3	7.3	7.6
技术人员	14.0	17.8	3.3	2.9	27.2	17.8	14.9
其他	15.1	12.3	5.4	3.9	8.7	36.6	24.2
民族							
汉族	90.9	90.9	92.9	88.8	90.2	92.7	90.1
壮族	1.7	1.6	1.1	2.1	2.0	1.3	2.0
满族	1.1	0.8	0.9	1.3	1.2	1.0	1.4
回族	0.8	0.6	0.7	1.5	0.5	0.6	0.8
苗族	0.6	0.8	0.5	0.5	0.7	0.6	0.6
维吾尔族	0.6	1.1	0.5	0.7	0.9	0.1	0.2
彝族	0.6	0.6	0.5	0.6	0.8	0.5	0.8
土家族	0.6	0.8	0.3	0.7	0.6	0.6	0.5
蒙古族	0.5	0.4	0.3	0.5	0.6	0.5	0.6
朝鲜族	0.2	0.3	0.1	0.4	0.0	0.1	0.3
藏族	0.8	1.0	0.8	0.9	0.8	0.3	0.8
其他	1.7	1.2	1.3	2.2	1.9	1.7	2.0

三、不同行业调查对象的医疗保险参保情况

调查样本中，流动人口在户籍所在地和现居住地均未参加医疗保险的比例为 10.5%，其中男性为 9.9%、女性为 11.3%；18 ~ 29 岁、30 ~ 39 岁、40 ~ 49 岁和 50 ~ 59 岁各年龄组依次为 13.1%、9.2%、8.7% 和 8.5%。仅在户籍地参加医疗保险的比例为 42.4%，其中男性为 42.3%、女性为 42.5%。仅在居住地参加医疗保险的比例为 19.3%，其中男性为 18.1%、女性为 20.7%。有 27.8% 的流动人口在户籍地和居住地均参加了医疗保险，其中男性为 29.6%、女性为 25.5%。见表 2-4。

表 2-4　不同性别、年龄、行业流动人口的户籍地和（或）居住地参保率 (%)

		两地均未参保	仅户籍地参保	仅居住地参保	两地均参保
合计	小计	10.5	42.4	19.3	27.8
	18～29岁	13.1	40.9	18.1	27.9
	30～39岁	9.2	40.9	21.3	28.6
	40～49岁	8.7	45.9	18.3	27.1
	50～59岁	8.5	52.4	14.8	24.3

续表

		两地均未参保	仅户籍地参保	仅居住地参保	两地均参保
男	小计	9.9	42.3	18.1	29.6
	18～29岁	12.9	40.6	17.5	29.0
	30～39岁	8.8	40.6	19.6	31.0
	40～49岁	7.8	45.7	17.4	29.2
	50～59岁	8.2	51.8	14.8	25.3
女	小计	11.3	42.5	20.7	25.5
	18～29岁	13.3	41.3	18.7	26.7
	30～39岁	9.8	41.2	23.6	25.4
	40～49岁	10.3	46.3	19.8	23.6
	50～59岁	10.3	55.3	15.1	19.3

第二节　慢性病危险因素

一、吸烟行为

1. 样本情况　吸烟行为部分的有效样本量为48 699人（男性26 886人，女性21 813人），其中制造业8403人、批发零售业7825人、住宿餐饮业8331人、社会服务业8224人、建筑业8102人、其他行业7814人。

2. 吸烟情况

（1）现在吸烟率：2012年我国18～59岁流动人口的现在吸烟率为32.5%，其中男性为55.3%、女性为1.9%，男性明显高于女性；18～29岁、30～39岁、40～49岁和50～59岁年龄组的现在吸烟率分别为30.9%、31.5%、35.1%和46.4%，现在吸烟率随着年龄增长而升高。男性人群中，18～29岁、30～39岁、40～49岁和50～59岁年龄组的现在吸烟率分别为56.2%、54.6%、55.2%和55.0%，各年龄段的现在吸烟率水平差别很小；女性18～29岁、30～39岁、40～49岁和50～59岁年龄组的现在吸烟率分别为2.0%、1.6%、2.1%和1.9%。

制造业、批发零售业、住宿餐饮业、社会服务业、建筑业和其他行业的现在吸烟率依次为30.9%、28.3%、29.3%、27.9%、50.9%和36.6%。6个行业中男性现在吸烟率以建筑业最高，女性以社会服务业最高。见表2-5。

表2-5　不同性别、年龄和行业流动人口的现在吸烟率（%）

		合计	制造业	批发零售业	住宿餐饮业	社会服务业	建筑业	其他行业
合计	小计	32.5	30.9	28.3	29.3	27.9	50.9	36.6
	18～29岁	30.9	30.7	25.8	30.9	29.2	50.5	32.1

续表

		合计	制造业	批发零售业	住宿餐饮业	社会服务业	建筑业	其他行业
	30～39岁	31.5	29.1	27.4	28.0	26.1	49.1	37.6
	40～49岁	35.1	32.8	31.3	28.0	27.1	51.7	40.6
	50～59岁	46.4	49.0	44.5	33.9	35.8	59.7	45.7
男	小计	55.3	54.5	53.7	55.8	52.2	58.6	57.1
	18～29岁	56.2	56.2	54.6	58.4	54.9	58.6	56.0
	30～39岁	54.6	52.1	54.1	55.2	51.7	58.0	57.4
	40～49岁	55.2	55.0	52.0	53.1	49.1	58.8	58.7
	50～59岁	55.0	56.0	54.6	47.6	46.3	61.5	55.1
女	小计	1.9	1.7	1.6	2.5	2.8	2.2	1.6
	18～29岁	2.0	1.4	1.8	3.1	3.9	2.2	1.7
	30～39岁	1.6	1.4	1.1	2.4	2.3	2.1	1.7
	40～49岁	2.1	2.8	2.2	1.9	1.6	2.3	1.2
	50～59岁	1.9	2.8	1.8	1.6	2.4	3.5	1.2

（2）现在每日吸烟率：2012 年我国 18 ～ 59 岁流动人口的现在每日吸烟率为 27.9%，其中男性为 47.8%、女性为 1.3%，男性明显高于女性；18 ～ 29 岁、30 ～ 39 岁、40 ～ 49 岁和 50 ～ 59 岁年龄组流动人口的现在每日吸烟率分别为 25.2%、27.3%、31.7% 和 43.4%，现在每日吸烟率随着年龄增长而升高。在男性人群中，18 ～ 29 岁、30 ～ 39 岁、40 ～ 49 岁和 50 ～ 59 岁年龄组的现在每日吸烟率分别为 46.1%、47.5%、49.8% 和 51.6%，现在每日吸烟率随着年龄增长而升高；女性 18 ～ 29 岁、30 ～ 39 岁、40 ～ 49 岁和 50 ～ 59 岁年龄组的现在每日吸烟率分别为 1.1%、1.1%、1.8% 和 1.5%，以 40 ～ 49 岁年龄组最高。

制造业、批发零售业、住宿餐饮业、社会服务业、建筑业和其他行业的现在每日吸烟率依次为 26.2%、24.1%、24.4%、23.0、45.5% 和 32.2%。6 个行业中男性和女性的现在每日吸烟率均以建筑业最高。见表 2-6。

表 2–6　不同性别、年龄和行业流动人口的现在每日吸烟率（%）

		合计	制造业	批发零售业	住宿餐饮业	社会服务业	建筑业	其他行业
合计	小计	27.9	26.2	24.1	24.4	23.0	45.5	32.2
	18～29岁	25.2	24.7	20.5	25.3	22.1	42.7	27.2
	30～39岁	27.3	25.0	23.4	23.0	22.4	43.9	33.4
	40～49岁	31.7	29.9	27.9	24.3	24.4	47.3	36.7
	50～59岁	43.4	46.2	41.7	31.2	33.0	56.0	42.8
男	小计	47.8	46.4	46.0	47.2	43.9	52.4	50.5
	18～29岁	46.1	45.4	43.8	49.1	43.1	49.7	47.7
	30～39岁	47.5	44.9	46.5	46.2	44.6	51.9	51.0
	40～49岁	49.8	50.1	46.6	46.2	44.3	53.8	53.1
	50～59岁	51.6	52.8	51.3	43.9	42.8	57.8	51.6
女	小计	1.3	1.3	1.1	1.3	1.5	1.7	1.1

续表

	合计	制造业	批发零售业	住宿餐饮业	社会服务业	建筑业	其他行业
18～29岁	1.1	1.0	1.1	1.5	1.5	1.1	1.0
30～39岁	1.1	1.1	0.8	1.1	1.7	1.9	1.2
40～49岁	1.8	2.6	1.6	1.4	1.3	2.1	1.1
50～59岁	1.5	2.5	1.3	1.2	1.7	1.6	1.0

（3）每日吸烟者开始每日吸烟的平均年龄：2012 年我国 18 ～ 59 岁流动人口每日吸烟者开始每日吸烟的平均年龄为 19.6 岁，其中男性为 19.5 岁、女性为 22.6 岁，男性早于女性 3.1 岁；18 ～ 29 岁、30 ～ 39 岁、40 ～ 49 岁和 50 ～ 59 岁年龄组开始每日吸烟的平均年龄分别为 18.2、19.8、20.6 和 21.6 岁，开始每日吸烟的平均年龄呈日益年轻化的倾向，男性和女性均呈现这一倾向。

制造业、批发零售业、住宿餐饮业、社会服务业、建筑业和其他行业的流动人口中每日吸烟者开始每日吸烟的平均年龄依次为 19.5、19.8、19.2、19.5、19.8 和 19.5 岁。各行业间开始每日吸烟年龄的差异不大。见表 2-7。

表 2-7　不同性别、年龄和行业流动人口中开始每日吸烟的平均年龄（岁）

		合计	制造业	批发零售业	住宿餐饮业	社会服务业	建筑业	其他行业
合计	小计	19.6	19.5	19.8	19.2	19.5	19.8	19.5
	18～29岁	18.2	18.3	18.5	17.6	17.7	18.2	18.3
	30～39岁	19.8	20.1	19.6	20.0	20.1	19.8	19.7
	40～49岁	20.6	20.5	20.8	20.7	21.3	20.5	20.3
	50～59岁	21.6	21.7	22.1	20.1	22.3	21.6	21.2
男	小计	19.5	19.4	19.7	19.1	19.4	19.8	19.5
	18～29岁	18.2	18.3	18.5	17.6	17.7	18.2	18.3
	30～39岁	19.8	20.0	19.6	19.9	20.0	19.7	19.7
	40～49岁	20.5	20.3	20.7	20.6	21.1	20.5	20.3
	50～59岁	21.6	21.7	22.1	20.1	22.3	21.6	21.2
女	小计	22.6	23.2	22.8	22.2	23.3	21.9	20.8
	18～29岁	19.8	19.7	21.1	19.5	19.8	18.7	19.1
	30～39岁	22.4	23.0	21.6	23.4	23.9	20.5	21.0
	40～49岁	25.8	26.3	25.3	25.1	28.5	24.2	23.3
	50～59岁	26.3	23.0	30.0	20.6	24.6	26.0	32.4

（4）现在每日吸烟者的人均每日吸烟量：2012 年我国 18 ～ 59 岁流动人口每日吸烟者的人均每日吸烟量为 15.6 支，其中男性为 15.7 支、女性为 10.3 支，男性的吸烟量大于女性；18 ～ 29 岁、30 ～ 39 岁、40 ～ 49 岁和 50 ～ 59 岁年龄组流动人口每日吸烟者的人均每日吸烟量分别为 12.6、16.2、18.3 和 19.4 支，男性和女性每日吸烟者的人均每日吸烟量均随年龄增长而上升。

制造业、批发零售业、住宿餐饮业、社会服务业、建筑业和其他行业的流动人口中每日吸烟者的人均每日吸烟量依次为 14.4、16.1、14.5、14.6、18.2 和 16.4 支。以建筑业最高。见表 2-8。

表 2-8 不同性别、年龄和行业流动人口每日吸烟者的人均每日吸烟量（支）

		合计	制造业	批发零售业	住宿餐饮业	社会服务业	建筑业	其他行业
合计	小计	15.6	14.4	16.1	14.5	14.6	18.2	16.4
	18～29岁	12.6	12.1	12.7	11.6	12.0	14.5	13.5
	30～39岁	16.2	14.8	16.3	15.8	15.3	18.2	17.0
	40～49岁	18.3	17.6	18.4	17.2	17.6	20.0	18.6
	50～59岁	19.4	18.9	19.1	17.7	18.8	20.8	19.6
男	小计	15.7	14.5	16.2	14.6	14.8	18.2	16.5
	18～29岁	12.7	12.2	12.8	11.8	12.1	14.5	13.5
	30～39岁	16.2	14.9	16.3	15.9	15.5	18.3	17.0
	40～49岁	18.5	17.9	18.4	17.5	17.7	20.1	18.7
	50～59岁	19.5	19.0	19.2	17.8	18.8	20.8	19.7
女	小计	10.3	8.8	11.7	9.2	10.2	12.1	12.6
	18～29岁	8.5	8.8	7.3	6.1	8.9	9.0	11.0
	30～39岁	11.3	8.9	12.0	13.0	9.5	12.7	14.6
	40～49岁	11.4	8.7	16.8	10.0	14.1	12.6	11.4
	50～59岁	13.6	9.6	13.9	10.5	20.1	9.8	16.4

3. 戒烟情况

（1）戒烟率：2012 年我国 18 ～ 59 岁流动人口吸烟者的戒烟率为 10.3%，其中男性为 10.1%、女性为 14.8%，女性高于男性；18 ～ 29 岁、30 ～ 39 岁、40 ～ 49 岁和 50 ～ 59 岁年龄组流动人口的戒烟率分别为 7.6%、9.9%、13.2% 和 17.5%，戒烟率随着年龄增长而升高。18 ～ 29 岁、30 ～ 39 岁、40 ～ 49 岁和 50 ～ 59 岁年龄组的男性流动人口戒烟率分别为 7.2%、9.9%、13.3% 和 17.4%，戒烟率随着年龄增长而升高；18 ～ 29 岁、30 ～ 39 岁、40 ～ 49 岁和 50 ～ 59 岁年龄组的女性流动人口吸烟者的戒烟率分别为 18.4%、11.5%、11.1% 和 25.6%，以 50 ～ 59 岁年龄组最高。

制造业、批发零售业、住宿餐饮业、社会服务业、建筑业和其他行业的流动人口吸烟者的戒烟率依次为 9.9%、10.3%、11.1%、11.8%、9.7% 和 10.1%。以建筑业最低。见表 2-9。

表 2-9 不同性别、年龄和行业流动人口吸烟者的戒烟率（%）

		合计	制造业	批发零售业	住宿餐饮业	社会服务业	建筑业	其他行业
合计	小计	10.3	9.9	10.3	11.1	11.8	9.7	10.1
	18～29岁	7.6	8.1	6.5	8.1	7.6	5.9	7.5
	30～39岁	9.9	10.4	9.1	10.9	11.6	9.3	9.6
	40～49岁	13.2	11.6	14.7	15.4	17.4	12.0	12.4
	50～59岁	17.5	18.2	15.7	21.9	24.5	12.2	18.7

续表

		合计	制造业	批发零售业	住宿餐饮业	社会服务业	建筑业	其他行业
男	小计	10.1	9.9	10.0	10.8	11.6	9.7	10.0
	18～29岁	7.2	8.1	5.5	7.3	6.8	5.8	7.2
	30～39岁	9.9	10.5	8.9	10.8	11.5	9.3	9.6
	40～49岁	13.3	11.8	14.8	15.5	17.8	12.0	12.1
	50～59岁	17.4	18.3	15.7	21.7	24.4	12.2	18.6
女	小计	14.8	7.2	18.9	16.9	15.1	14.5	20.5
	18～29岁	18.4	10.5	25.5	20.3	17.1	26.0	20.9
	30～39岁	11.5	5.6	17.4	12.9	14.0	6.1	11.4
	40～49岁	11.1	4.2	9.7	12.5	4.2	13.2	34.5
	50～59岁	25.6	0.0	20.0	34.2	30.8	18.1	44.0

（2）成功戒烟率：2012 年我国 18 ～ 59 岁流动人口吸烟者的成功戒烟率为 6.1%，其中男性为 6.1%、女性为 7.2%，女性高于男性；18 ～ 29 岁、30 ～ 39 岁、40 ～ 49 岁和 50 ～ 59 岁年龄组的成功戒烟率分别为 2.9%、6.1%、9.4% 和 13.6%，成功戒烟率随着年龄增长而升高。男性人群中，18 ～ 29 岁、30 ～ 39 岁、40 ～ 49 岁和 50 ～ 59 岁年龄组的成功戒烟率分别为 2.8%、6.1%、9.5% 和 13.5%，成功戒烟率随着年龄增长而升高；女性 18 ～ 29 岁、30 ～ 39 岁、40 ～ 49 岁和 50 ～ 59 岁年龄组的成功戒烟率分别为 5.4%、8.9%、7.9% 和 23.6%，以 50 ～ 59 岁年龄组最高。

制造业、批发零售业、住宿餐饮业、社会服务业、建筑业和其他行业的流动人口成功戒烟率依次为 5.5%、6.5%、7.0%、7.5%、6.0% 和 6.0%。以制造业最低。见表 2-10。

表 2–10　不同性别、年龄和行业流动人口的成功戒烟率（%）

		合计	制造业	批发零售业	住宿餐饮业	社会服务业	建筑业	其他行业
合计	小计	6.1	5.5	6.5	7.0	7.5	6.0	6.0
	18～29岁	2.9	3.1	2.6	3.3	3.4	2.4	2.5
	30～39岁	6.1	6.3	5.2	7.0	7.4	5.7	6.2
	40～49岁	9.4	8.4	10.7	12.1	13.3	8.0	8.2
	50～59岁	13.6	14.1	13.2	16.6	17.6	9.3	14.4
男	小计	6.1	5.6	6.4	6.8	7.6	6.0	5.8
	18～29岁	2.8	3.1	2.6	3.1	3.2	2.4	2.2
	30～39岁	6.1	6.3	5.0	6.8	7.6	5.7	6.1
	40～49岁	9.5	8.6	10.9	12.1	13.6	8.0	7.9
	50～59岁	13.5	14.2	13.1	16.2	17.3	9.3	14.3
女	小计	7.2	2.3	7.1	9.6	4.9	6.9	15.9
	18～29岁	5.4	0.0	4.1	6.1	5.8	7.4	13.9
	30～39岁	8.9	5.6	12.0	12.9	3.5	6.1	11.4
	40～49岁	7.9	2.1	5.9	12.5	0.0	6.6	27.6
	50～59岁	23.6	0.0	20.0	34.2	30.8	18.1	34.7

4. 小结

（1）我国 18 ~ 59 岁流动人口的现在吸烟者主要为男性，其现在吸烟率为 55.3%；女性为 1.9%。18 ~ 29 岁、30 ~ 39 岁、40 ~ 49 岁和 50 ~ 59 岁等 4 个年龄组的男性吸烟率总体来看差别不大，但以建筑业最高。

（2）男性 18 ~ 59 岁流动人口的现在每日吸烟率为 47.8%，并呈随年龄增长而增加的趋势。各行业中，男性的现在每日吸烟率以建筑业为最高，其次为其他行业。

（3）男、女 18 ~ 59 岁流动人口每日吸烟者开始每日吸烟的平均年龄分别为 19.5 和 22.6 岁，男性早于女性。总体上看，无论男性还是女性每日吸烟者，其开始每日吸烟的年龄均呈年轻化的趋势。各行业间男性每日吸烟者开始每日吸烟的平均年龄差别较小。

（4）男、女 18 ~ 59 岁流动人口每日吸烟者的人均每日吸烟量分别为 15.7 和 10.3 支，两者的吸烟量均呈随年龄增长而增加的趋势。各行业间比较，以建筑业男性的吸烟量最高。

（5）男、女 18 ~ 59 岁流动人口吸烟者的戒烟率分别为 10.1% 和 14.8%，成功戒烟率分别为 6.1% 和 7.2%，女性高于男性。男性的戒烟率和成功戒烟率均呈随年龄增长而上升的趋势。各行业间比较，男性的戒烟率以建筑业最低，成功戒烟率以制造业最低。

二、饮酒行为

1. 样本情况 饮酒行为部分的有效样本量为 48 697 人（男性 26 884 人，女性 21 813 人），其中制造业 8403 人、批发零售业 7824 人、住宿餐饮业 8331 人、社会服务业 8224 人、建筑业 8101 人，其他行业 7814 人。

2. 饮酒情况

（1）30 天内饮酒率：2012 年我国 18 ~ 59 岁流动人口的 30 天内饮酒率为 39.5%，其中男性为 58.0%、女性为 14.6%，男性明显高于女性；18 ~ 29 岁、30 ~ 39 岁、40 ~ 49 岁和 50 ~ 59 岁年龄组的 30 天内饮酒率依次为 38.2%、39.9%、39.9% 和 47.2%，以 50 ~ 59 岁年龄组最高。男性 18 ~ 29 岁、30 ~ 39 岁、40 ~ 49 岁和 50 ~ 59 岁年龄组的 30 天内饮酒率依次为 56.9%、60.2%、57.0% 和 54.4%，以 30 ~ 39 岁年龄组最高；女性各年龄组的 30 天内饮酒率依次为 16.9%、13.5%、11.9% 和 10.5%，呈随年龄升高而下降的趋势。

制造业、批发零售业、住宿餐饮业、社会服务业、建筑业和其他行业的流动人口 30 天内饮酒率依次为 39.4%、35.0%、37.3%、37.7%、52.0% 和 41.6%。男性的 30 天内饮酒率以制造业最高，女性以住宿餐饮业最高。见表 2-11。

表 2–11　不同性别、年龄和行业流动人口的 30 天内饮酒率（%）

		合计	制造业	批发零售业	住宿餐饮业	社会服务业	建筑业	其他行业
合计	小计	39.5	39.4	35.0	37.3	37.7	52.0	41.6
	18～29岁	38.2	37.6	33.6	40.6	39.3	50.9	38.5
	30～39岁	39.9	41.3	34.9	35.7	36.5	51.1	42.8
	40～49岁	39.9	39.0	35.8	33.6	35.4	53.4	43.7
	50～59岁	47.2	51.6	45.1	39.4	44.2	53.1	45.4
男	小计	58.0	59.6	55.4	57.2	59.2	58.4	57.6
	18～29岁	56.9	56.7	55.1	59.1	59.8	57.0	55.8
	30～39岁	60.2	63.6	57.3	57.3	61.7	59.2	59.5
	40～49岁	57.0	59.3	53.2	54.6	55.2	59.4	57.7
	50～59岁	54.4	57.9	53.0	52.5	54.6	54.7	52.8
女	小计	14.6	14.5	13.5	17.2	15.4	11.1	14.2
	18～29岁	16.9	15.6	15.8	22.1	19.1	14.7	16.6
	30～39岁	13.5	14.6	12.8	15.4	13.1	8.9	12.2
	40～49岁	11.9	11.6	11.3	11.8	12.4	11.2	13.1
	50～59岁	10.5	9.7	12.2	8.7	10.9	6.0	10.6

（2）12 个月内饮酒率：2012 年我国 18 ～ 59 岁流动人口的 12 个月内饮酒率为 51.7%，其中男性为 71.9%、女性为 24.7%，男性明显高于女性；18 ～ 29 岁、30 ～ 39 岁、40 ～ 49 岁和 50 ～ 59 岁年龄组流动人口的 12 个月内饮酒率依次为 53.0%、51.1%、49.9% 和 56.7%，以 50 ～ 59 岁年龄组最高。男性 18 ～ 29 岁、30 ～ 39 岁、40 ～ 49 岁和 50 ～ 59 岁年龄组流动人口的 12 个月内饮酒率依次为 73.2%、73.4%、68.9% 和 64.8%，以 30 ～ 39 岁年龄组最高；女性流动人口各年龄组的 12 个月内饮酒率依次为 30.0%、22.2%、18.6% 和 15.4%，呈随年龄增长而降低的趋势。

制造业、批发零售业、住宿餐饮业、社会服务业、建筑业和其他行业的流动人口 12 个月内饮酒率依次为 53.1%、46.6%、49.0%、49.5%、63.9% 和 52.7%。男性流动人口的 12 个月内饮酒率以制造业最高，女性以住宿餐饮业最高。见表 2-12。

表 2–12　不同性别、年龄和行业流动人口的12 个月内饮酒率（%）

		合计	制造业	批发零售业	住宿餐饮业	社会服务业	建筑业	其他行业
合计	小计	51.7	53.1	46.6	49.0	49.5	63.9	52.7
	18～29岁	53.0	54.6	46.3	53.8	54.0	66.4	51.4
	30～39岁	51.1	53.2	46.2	47.3	46.4	63.4	53.0
	40～49岁	49.9	48.5	46.6	43.2	45.3	62.9	53.7
	50～59岁	56.7	62.1	54.0	49.1	52.5	62.8	54.8
男	小计	71.9	75.0	69.4	71.1	72.2	70.9	70.1
	18～29岁	73.2	75.9	69.3	73.2	74.0	72.7	70.2
	30～39岁	73.4	77.1	71.4	71.7	73.8	72.3	71.5
	40～49岁	68.9	70.3	67.6	67.6	68.1	69.4	69.0

续表

		合计	制造业	批发零售业	住宿餐饮业	社会服务业	建筑业	其他行业
	50～59岁	64.8	68.6	63.4	64.6	64.3	64.6	62.8
女	小计	24.7	26.2	22.5	26.6	26.1	20.0	23.0
	18～29岁	30.0	30.2	27.1	34.3	34.3	28.5	27.5
	30～39岁	22.2	24.5	21.5	24.3	20.9	16.9	19.4
	40～49岁	18.6	18.9	17.2	17.7	18.7	17.6	20.6
	50～59岁	15.4	19.1	14.2	12.6	14.8	10.3	16.8

（3）每周饮酒 5 天及以上者比例：2012 年我国 18 ～ 59 岁流动人口的饮酒者中每周饮酒 5 天及以上者比例为 13.5%，其中男性为 16.0%、女性为 3.6%，男性明显高于女性；18 ～ 29 岁、30 ～ 39 岁、40 ～ 49 岁和 50 ～ 59 岁年龄组的饮酒者中每周饮酒 5 天及以上者比例依次为 6.1%、14.0%、23.4% 和 33.3%，呈随年龄增长而上升的趋势。男性 18 ～ 29 岁、30 ～ 39 岁、40 ～ 49 岁和 50 ～ 59 岁年龄组的饮酒者中每周饮酒 5 天及以上者比例依次为 7.2%、16.5%、26.1% 和 34.2%，呈随年龄增长而上升的趋势；女性各年龄组的饮酒者中每周饮酒 5 天及以上者比例依次为 2.8%、3.0%、7.4% 和 14.4%，呈随年龄增长而上升的趋势。见表 2-13。

表 2–13　不同性别、年龄流动人口中饮酒者的饮酒频率构成（%）

		每天	5 ～ 6 天 / 周	3 ～ 4 天 / 周	1 ～ 2 天 / 周	1 ～ 3 天 / 周	少于 1 天 / 周
合计	小计	9.6	3.9	9.9	22.9	34.2	19.5
	18～29岁	3.1	3.0	7.0	20.8	40.7	25.5
	30～39岁	9.7	4.3	11.3	24.5	32.8	17.5
	40～49岁	18.7	4.7	12.3	24.4	26.6	13.4
	50～59岁	27.7	5.6	13.9	21.6	21.0	10.1
男	小计	11.5	4.5	11.6	26.3	33.6	12.5
	18～29岁	3.7	3.5	8.7	25.3	42.5	16.3
	30～39岁	11.6	4.9	12.8	27.7	31.9	11.1
	40～49岁	20.9	5.2	13.6	26.4	24.7	9.3
	50～59岁	28.5	5.7	14.3	22.0	20.5	9.0
女	小计	1.9	1.7	3.4	9.7	36.5	46.8
	18～29岁	1.1	1.7	2.3	8.0	35.8	51.1
	30～39岁	1.6	1.4	4.7	11.0	36.8	44.5
	40～49岁	5.1	2.3	4.2	12.1	38.1	38.1
	50～59岁	11.3	3.1	6.2	13.2	31.5	34.7

制造业、批发零售业、住宿餐饮业、社会服务业、建筑业和其他行业的流动人口饮酒者中每周饮酒 5 天以上者比例依次为 10.8%、14.4%、11.4%、10.3%、22.1% 和 15.8%。男性和女性均以建筑业最高。见表 2-14。

表 2-14 不同行业流动人口饮酒者的饮酒频率构成（%）

		每天	5 ~ 6 天 / 周	3 ~ 4 天 / 周	1 ~ 2 天 / 周	1 ~ 3 天 / 周	少于 1 天 / 周
合计	制造业	7.2	3.6	8.8	23.3	35.0	22.1
	批发零售业	11.2	3.2	9.3	21.4	34.0	20.9
	住宿餐饮业	7.3	4.1	9.9	21.0	38.3	19.4
	社会服务业	6.8	3.5	10.3	24.2	33.8	21.3
	建筑业	16.8	5.3	13.1	25.3	29.0	10.6
	其他行业	11.2	4.6	10.8	23.0	33.4	17.0
男	制造业	8.8	4.2	10.4	27.3	35.7	13.6
	批发零售业	14.2	3.7	10.8	25.7	32.6	13.0
	住宿餐饮业	9.4	4.9	12.1	24.6	37.7	11.2
	社会服务业	8.3	4.2	12.8	28.7	33.1	13.0
	建筑业	17.5	5.4	13.5	25.8	28.3	9.4
	其他行业	12.8	5.2	12.2	25.4	32.2	12.1
女	制造业	1.6	1.8	2.9	9.0	32.6	52.0
	批发零售业	1.5	1.6	4.2	7.7	38.5	46.5
	住宿餐饮业	1.9	1.8	3.7	11.3	39.7	41.6
	社会服务业	2.6	1.6	3.3	11.3	35.9	45.3
	建筑业	1.7	3.2	3.2	13.0	42.6	36.4
	其他行业	3.0	1.3	3.5	10.8	39.4	42.1

（4）饮酒者日均酒精摄入量：2012 年我国 18 ~ 59 岁流动人口的饮酒者日均酒精摄入量为 15.8 g，其中男性为 18.7 g、女性为 4.1 g，男性明显高于女性；18 ~ 29 岁、30 ~ 39 岁、40 ~ 49 岁和 50 ~ 59 岁年龄组的饮酒者日均酒精摄入量依次为 10.9、17.0、21.0 和 26.3 g，呈随年龄增长而增加的趋势，男性 18 ~ 29 岁、30 ~ 39 岁、40 ~ 49 岁和 50 ~ 59 岁年龄组的饮酒者日均酒精摄入量依次为 13.4、20.0、23.6 和 27.2 g，呈随年龄增长而增加的趋势；女性各年龄组的饮酒者日均酒精摄入量依次为 4.0、3.9、4.9 和 6.0 g，以 50 ~ 59 岁年龄组最高。

制造业、批发零售业、住宿餐饮业、社会服务业、建筑业和其他行业的流动人口饮酒者日均酒精摄入量依次为 14.1、15.4、14.9、15.2、21.0 和 17.2 g。男性饮酒者的日均酒精摄入量以建筑业最高，女性以社会服务业最高。见表 2-15。

表 2-15 不同性别、年龄和行业流动人口的饮酒者日均酒精摄入量（g）

		合计	制造业	批发零售业	住宿餐饮业	社会服务业	建筑业	其他行业
合计	小计	15.8	14.1	15.4	14.9	15.2	21.0	17.2
	18 ~ 29岁	10.9	10.2	10.1	10.7	11.6	14.9	11.7
	30 ~ 39岁	17.0	15.6	16.0	17.2	17.4	21.0	18.1
	40 ~ 49岁	21.0	20.3	19.6	19.3	18.7	24.5	22.2
	50 ~ 59岁	26.3	24.7	26.4	23.2	23.2	27.1	29.3
男	小计	18.7	17.0	19.0	18.9	18.9	21.8	19.6

续表

		合计	制造业	批发零售业	住宿餐饮业	社会服务业	建筑业	其他行业
	18～29岁	13.4	12.5	12.7	13.8	14.9	15.7	13.9
	30～39岁	20.0	18.7	20.0	22.1	21.3	21.8	20.1
	40～49岁	23.6	23.4	22.3	22.9	21.6	25.3	24.6
	50～59岁	27.2	25.6	27.5	24.8	24.5	27.2	30.5
女	小计	4.1	3.7	3.9	4.1	4.8	3.5	4.8
	18～29岁	4.0	3.4	4.6	4.0	4.5	3.2	4.4
	30～39岁	3.9	4.0	2.8	3.7	4.4	2.9	5.2
	40～49岁	4.9	4.4	4.7	5.2	6.4	4.5	4.9
	50～59岁	6.0	4.2	6.2	4.3	5.4	6.5	8.0

（5）危险饮酒率：2012 年我国 18 ～ 59 岁流动人口中饮酒者的危险饮酒率为 5.7%，其中男性为 6.6%、女性为 2.3%，男性明显高于女性；18 ～ 29 岁、30 ～ 39 岁、40 ～ 49 岁和 50 ～ 59 岁年龄组的饮酒者危险饮酒率依次为 3.3%、6.1%、8.4% 和 12.2%，呈随年龄增长而升高的趋势。男性 18 ～ 29 岁、30 ～ 39 岁、40 ～ 49 岁和 50 ～ 59 岁年龄组的饮酒者危险饮酒率依次为 3.6%、7.1%、9.3% 和 12.4%，呈随年龄增长而升高的趋势；女性各年龄组的饮酒者危险饮酒率依次为 2.5%、1.5%、3.0% 和 8.1%，以 50 ～ 59 岁年龄组最高。

制造业、批发零售业、住宿餐饮业、社会服务业、建筑业和其他行业的流动人口饮酒者危险饮酒率依次为 5.1%、5.3%、5.2%、6.0%、8.2% 和 6.0%。男性饮酒者的危险饮酒率以建筑业最高，女性以社会服务业最高。见表 2-16。

表 2–16　不同性别、年龄和行业流动人口的饮酒者危险饮酒率（%）

		合计	制造业	批发零售业	住宿餐饮业	社会服务业	建筑业	其他行业
合计	小计	5.7	5.1	5.3	5.2	6.0	8.2	6.0
	18～29岁	3.3	3.1	3.3	3.4	4.0	4.8	3.2
	30～39岁	6.1	5.6	5.3	5.0	6.2	9.0	6.7
	40～49岁	8.4	8.9	7.0	8.3	9.5	9.3	8.4
	50～59岁	12.2	12.6	12.9	12.7	13.4	11.3	11.5
男	小计	6.6	6.0	6.5	6.2	7.1	8.4	6.6
	18～29岁	3.6	3.3	4.2	3.7	4.7	5.0	3.0
	30～39岁	7.1	6.8	6.4	6.3	7.1	9.3	7.5
	40～49岁	9.3	10.1	7.9	9.7	10.5	9.5	9.1
	50～59岁	12.4	12.8	13.0	13.2	13.9	11.3	11.7
女	小计	2.3	2.1	1.6	2.4	3.1	2.2	3.0
	18～29岁	2.5	2.4	1.3	2.9	2.4	1.5	3.7
	30～39岁	1.5	1.1	1.7	1.4	3.1	1.8	1.3
	40～49岁	3.0	2.7	1.9	2.7	5.3	3.6	3.8
	50～59岁	8.1	7.9	10.8	6.7	6.9	6.4	7.3

（6）有害饮酒率：2012 年我国 18 ~ 59 岁流动人口的饮酒者有害饮酒率为 5.9%，其中男性为 6.9%、女性为 1.6%，男性明显高于女性；18 ~ 29 岁、30 ~ 39 岁、40 ~ 49 岁和 50 ~ 59 岁年龄组的饮酒者有害饮酒率依次为 3.0%、6.5%、9.1% 和 12.2%，呈随年龄增长而升高的趋势。男性 18 ~ 29 岁、30 ~ 39 岁、40 ~ 49 岁和 50 ~ 59 岁年龄组的饮酒者有害饮酒率依次为 3.5%、7.7%、10.2% 和 12.7%，呈随年龄增长而升高趋势；女性各年龄组的饮酒者有害饮酒率依次为 1.4%、1.6%、2.1% 和 1.1%。

制造业、批发零售业、住宿餐饮业、社会服务业、建筑业和其他行业的流动人口饮酒者有害饮酒率依次为 4.8%、5.9%、5.3%、5.6%、8.5% 和 6.7%。男性饮酒者的有害饮酒率以建筑业最高，女性以社会服务业最高。见表 2-17。

表 2–17　不同性别、年龄和行业流动人口的饮酒者有害饮酒率（%）

		合计	制造业	批发零售业	住宿餐饮业	社会服务业	建筑业	其他行业
合计	小计	5.9	4.8	5.9	5.3	5.6	8.5	6.7
	18 ~ 29岁	3.0	2.6	2.3	2.7	3.6	4.6	3.4
	30 ~ 39岁	6.5	5.4	6.5	7.0	7.1	8.1	7.2
	40 ~ 49岁	9.1	9.1	8.3	7.7	7.3	11.2	9.7
	50 ~ 59岁	12.2	10.3	13.2	8.3	7.7	13.1	15.2
男	小计	6.9	5.7	7.4	6.8	6.7	8.9	7.6
	18 ~ 29岁	3.5	3.1	2.9	3.4	4.3	4.9	3.9
	30 ~ 39岁	7.7	6.2	8.3	9.3	8.7	8.5	7.8
	40 ~ 49岁	10.2	10.5	9.5	9.1	8.0	11.5	10.8
	50 ~ 59岁	12.7	10.8	13.9	8.9	8.3	13.1	15.8
女	小计	1.6	1.8	0.8	1.2	2.4	0.7	2.1
	18 ~ 29岁	1.4	1.3	0.9	1.2	2.2	0.8	1.8
	30 ~ 39岁	1.6	2.4	0.3	0.7	1.8	0.0	2.7
	40 ~ 49岁	2.1	2.0	1.4	2.2	4.5	1.5	1.9
	50 ~ 59岁	1.1	0.0	0.0	1.4	0.0	0.0	3.2

3. 小结

（1）我国 18 ~ 59 岁流动人口的 30 天内饮酒率男、女性分别为 58.0% 和 14.6%，男性明显高于女性。男性以 30 ~ 39 岁组的流动人口最高，女性呈随年龄增长而下降的趋势。各行业间比较，男性的 30 天内饮酒率差别不大，女性则以住宿餐饮业最高。

（2）过去 12 个月内饮酒率为 51.7%，男、女性分别为 71.9% 和 24.7%，男性明显高于女性。男性以 30 ~ 39 岁组的流动人口最高，女性随年龄增长而下降。男性以制造业最高，女性以住宿餐饮业最高。

（3）每周饮酒 5 天及以上者比例男性为 16.0%、女性为 3.6%，男性明显高于女性。男性和女性均呈随年龄增长而上升的趋势。各行业间比较，每周饮酒 5 天及以上者比例男性和女性均以建筑业最高。

（4）男性和女性饮酒者的日均乙醇摄入量分别为 18.7 和 4.1 g，男性明显高于女性。男性呈随年龄增长而增加的趋势，女性则以 50 ～ 59 年龄组为最高。各行业间比较，男性饮酒者的日均乙醇摄入量以建筑业最高（21.8 g），女性以社会服务业最高（4.8 g）。

（5）男性和女性流动人口的危险饮酒率分别为 6.6% 和 2.3%，男性明显高于女性。男性随年龄增长而升高，女性以 50 ～ 59 岁年龄组最高。各行业间的危险饮酒率比较，男性的危险饮酒率以建筑业最高，女性以社会服务业最高。

（6）男性和女性流动人口的有害饮酒率分别为 6.9% 和 1.6%，男性明显高于女性。男性随年龄增长而升高。各行业间比较，有害饮酒率男性以建筑业最高，女性以社会服务业最高。

三、膳食

1. 样本情况 饮食情况部分的有效样本量为 48 704 人（男性 26 888 人，女性 21 816 人），其中制造业 8404 人、批发零售业 7826 人、住宿餐饮业 8332 人、社会服务业 8225 人、建筑业 8103 人、其他行业 7814 人。

2. 蔬菜水果

（1）日均蔬菜水果摄入量：2012 年我国 18 ～ 59 岁流动人口的日均蔬菜水果摄入量为 478.3 g，其中男性为 465.8 g、女性为 495.0 g。男性人群中，18 ～ 29 岁、30 ～ 39 岁、40 ～ 49 岁和 50 ～ 59 岁各年龄组的日均蔬菜水果摄入量依次为 459.2、467.4、471.2 和 478.0 g，以 50 ～ 59 岁组的摄入量最高、18 ～ 29 岁组最低；女性人群中，18 ～ 29 岁、30 ～ 39 岁、40 ～ 49 岁和 50 ～ 59 岁各年龄组的日均蔬菜水果摄入量依次为 492.4、495.8、498.8 和 492.8 g，以 40 ～ 49 岁组摄入量最高、18 ～ 29 岁组最低。

制造业、批发零售业、住宿餐饮业、社会服务业、建筑业和其他行业的流动人口日均蔬菜水果摄入量依次为 482.1、489.5、465.1、485.3、465.9 和 469.1 g。以住宿餐饮业最低。见表 2-18。

表 2-18 不同性别、年龄和行业流动人口的日均蔬菜水果摄入量（g）

		合计	制造业	批发零售业	住宿餐饮业	社会服务业	建筑业	其他行业
合计	小计	478.3	482.1	489.5	465.1	485.3	465.9	469.1
	18～29岁	474.7	478.5	486.2	463.5	471.7	459.7	468.7
	30～39岁	479.8	484.2	493.5	467.0	498.3	471.2	459.9
	40～49岁	481.6	488.1	486.7	463.8	489.8	465.2	482.4
	50～59岁	480.4	472.2	488.2	475.7	490.2	464.0	488.4
男	小计	465.8	467.3	471.7	454.1	461.1	460.2	468.3
	18～29岁	459.2	455.2	460.2	461.3	454.9	452.5	469.3
	30～39岁	467.4	475.9	476.1	453.2	460.5	463.1	458.7
	40～49岁	471.2	478.7	474.8	440.2	467.8	462.0	479.1

续表

		合计	制造业	批发零售业	住宿餐饮业	社会服务业	建筑业	其他行业
	50～59岁	478.0	472.6	483.3	478.9	488.0	463.0	485.3
女	小计	495.0	500.3	508.2	476.1	510.2	502.2	470.5
	18～29岁	492.4	505.0	507.9	465.7	488.2	502.2	467.8
	30～39岁	495.8	494.2	510.7	480.0	533.4	513.7	462.3
	40～49岁	498.8	500.7	503.5	488.5	515.5	487.3	489.5
	50～59岁	492.8	470.1	509.0	468.2	497.2	492.9	503.7

（2）蔬菜水果摄入不足比例：根据 WHO 关于每日摄入蔬菜水果应不低于 400 g 的建议，2012 年我国 18 ～ 59 岁流动人口的蔬菜水果摄入不足比例为 44.1%，其中男性为 46.2%、女性为 41.2%。男性人群中，随着年龄升高而减低；女性人群中，以 18 ～ 29 岁组摄入不足最高（42.0%）、30 ～ 39 岁组最低（40.3%）。

制造业、批发零售业、住宿餐饮业、社会服务业、建筑业和其他行业的流动人口蔬菜水果摄入不足比例依次为 44.3%、43.2%、46.2%、42.5%、45.0% 和 43.9%。以住宿餐饮业最高。见表 2-19。

表 2-19　不同性别、年龄和行业流动人口的蔬菜水果摄入不足比例（%）

		合计	制造业	批发零售业	住宿餐饮业	社会服务业	建筑业	其他行业
合计	小计	44.1	44.3	43.2	46.2	42.5	45.0	43.9
	18～29岁	44.9	45.4	44.3	46.4	45.3	45.2	43.2
	30～39岁	43.7	43.4	42.5	46.6	39.4	46.3	44.9
	40～49岁	43.4	43.3	43.3	45.4	42.2	43.5	43.0
	50～59岁	43.5	43.1	41.7	42.8	41.6	44.8	45.5
男	小计	46.2	45.9	46.6	48.5	46.4	45.6	45.8
	18～29岁	47.4	48.0	49.6	47.4	48.4	46.0	44.7
	30～39岁	46.3	44.6	46.3	49.7	44.2	47.6	47.2
	40～49岁	44.9	44.0	44.5	49.2	46.9	43.6	44.9
	50～59岁	44.0	42.6	43.4	42.4	42.0	44.8	46.2
女	小计	41.2	42.2	39.7	43.9	38.5	40.9	40.7
	18～29岁	42.0	42.3	39.8	45.4	42.3	40.4	41.3
	30～39岁	40.3	41.9	38.8	43.7	34.9	39.9	40.8
	40～49岁	41.0	42.5	41.6	41.5	36.8	42.5	39.0
	50～59岁	41.1	46.5	34.6	43.7	40.5	44.5	42.0

3. 红肉（猪、牛、羊肉等）类

（1）日均红肉摄入量：2012 年我国 18 ～ 59 岁流动人口的日均红肉摄入量 125.9 g，其中男性为 141.6 g、女性为 104.7 g。男性人群中，以 18 ～ 29 岁组的日均红肉摄入量最高、50 ～ 59 岁组最低；女性人群中，以 30 ～ 39 岁组最高、50 ～ 59 岁组最低。

制造业、批发零售业、住宿餐饮业、社会服务业、建筑业和其他行业的流动人口日均红肉摄入量依次为 124.2、121.1、129.5、123.4、、138.0 和 128.2 g。以建筑业最高。见表 2-20。

表 2-20 不同性别、年龄和行业流动人口的日均红肉食用量（g）

		合计	制造业	批发零售业	住宿餐饮业	社会服务业	建筑业	其他行业
合计	小计	125.9	124.2	121.1	129.5	123.4	138.0	128.2
	18～29岁	123.4	118.8	120.0	125.7	122.8	144.5	129.7
	30～39岁	128.8	131.0	122.1	134.9	125.5	138.8	128.2
	40～49岁	125.4	125.3	120.1	128.1	121.8	134.0	126.5
	50～59岁	123.3	116.7	128.4	127.2	117.2	129.3	121.9
男	小计	141.6	140.8	140.1	151.8	140.4	141.8	140.1
	18～29岁	144.5	142.2	143.9	149.6	142.4	150.5	145.3
	30～39岁	142.6	141.9	139.7	158.7	142.8	141.8	140.2
	40～49岁	138.2	138.7	137.4	147.6	136.9	137.8	135.3
	50～59岁	128.5	120.4	136.8	136.4	122.5	130.6	127.3
女	小计	104.7	103.6	101.0	107.0	105.8	114.2	107.9
	18～29岁	99.4	91.9	100.1	101.7	103.5	109.0	109.9
	30～39岁	111.0	117.9	104.6	112.4	109.5	123.3	106.3
	40～49岁	104.1	106.9	95.7	107.8	104.1	107.5	107.4
	50～59岁	96.3	91.8	92.7	105.4	100.4	89.4	96.2

（2）红肉摄入过多比例：2012 年我国 18 ～ 59 岁流动人口的红肉摄入过多比例为 36.2%，其中男性为 42.4%、女性为 27.8%。男性和女性人群中，均以 30 ～ 39 岁组的摄入比例最高、50 ～ 59 岁组最低。

制造业、批发零售业、住宿餐饮业、社会服务业、建筑业和其他行业的流动人口红肉摄入过多比例依次为 34.4%、34.7%、37.8%、34.2%、42.4% 和 38.1%。以建筑业最高。见表 2-21。

表 2-21 不同性别、年龄和行业流动人口的红肉摄入过多比例（%）

		合计	制造业	批发零售业	住宿餐饮业	社会服务业	建筑业	其他行业
合计	小计	36.2	34.4	34.7	37.8	34.2	42.4	38.1
	18～29岁	34.3	31.4	33.3	35.3	33.0	45.1	38.7
	30～39岁	37.7	38.0	35.2	40.7	35.4	43.5	37.5
	40～49岁	36.7	35.4	35.2	37.9	34.8	39.8	38.4
	50～59岁	36.7	33.1	39.2	38.2	32.6	38.9	37.5
男	小计	42.4	40.3	41.8	47.2	41.2	44.1	43.4
	18～29岁	42.0	38.6	41.0	45.2	40.5	47.7	46.5
	30～39岁	43.5	43.0	42.1	51.1	43.0	45.0	42.1
	40～49岁	41.8	40.3	42.1	45.7	40.9	41.5	42.1
	50～59岁	38.9	34.9	42.1	43.0	34.6	39.3	39.8

续表

		合计	制造业	批发零售业	住宿餐饮业	社会服务业	建筑业	其他行业
女	小计	27.8	27.2	27.3	28.4	27.0	31.6	29.1
	18～29岁	25.5	23.1	26.9	25.5	25.5	29.6	28.8
	30～39岁	30.1	32.0	28.4	30.8	28.3	35.7	29.1
	40～49岁	28.2	28.7	25.6	29.7	27.6	28.0	30.3
	50～59岁	25.7	20.9	26.7	26.8	26.3	26.0	26.7

4. 小结

（1）2012 年我国 18 ～ 59 岁流动人口人均每日蔬菜水果摄入量为 478.3 g，男性低于女性；以批发零售业人员最高（489.5 g），住宿餐饮业人员最低（465.9 g）。

（2）流动人口的蔬菜水果摄入不足比例为 44.1%，男性高于女性；以住宿餐饮业人员最高（46.2%），社会服务业人员最低（42.5%）。

（3）流动人口的平均每日红肉摄入量为 125.9 g，男性高于女性；以建筑业人员最高（138.0 g），批发零售业人员最低（121.1 g）。

（4）流动人口的红肉摄入过多比例为 36.2%，男性高于女性；以建筑业人员最高（42.4%），社会服务业人员最低（34.2%）。

四、身体活动

1. 样本情况　身体活动部分的有效样本量为 48 693 人（男性 26 883 人，女性 21 810 人），其中制造业 8402 人、批发零售业 7822 人、住宿餐饮业 8331 人、社会服务业 8223 人、建筑业 8101 人、其他行业 7814 人。

2. 业余锻炼情况

（1）经常锻炼率：2012 年我国 18 ～ 59 岁流动人口经常锻炼率为 19.4%，其中男性为 20.5%、女性为 17.8%。男性人群中，以 18 ～ 29 岁组最高，30 ～ 39 岁组最低；女性人群中，以 50 ～ 59 岁组最高、30 ～ 39 岁组最低。

制造业、批发零售业、住宿餐饮业、社会服务业、建筑业和其他行业的流动人口经常锻炼率分别为 20.1%、18.1%、18.7%、23.9%、16.3% 和 18.8%。以建筑业最低。见表 2-22。

表 2-22　不同性别、年龄和行业流动人口的经常锻炼率（%）

		合计	制造业	批发零售业	住宿餐饮业	社会服务业	建筑业	其他行业
合计	小计	19.4	20.1	18.1	18.7	23.9	16.3	18.8
	18～29岁	21.1	21.8	18.3	19.0	23.6	19.1	22.4
	30～39岁	17.8	18.0	17.7	17.6	23.3	16.3	16.0
	40～49岁	19.0	19.9	18.9	19.1	25.0	14.0	17.9
	50～59岁	20.4	22.6	17.1	25.4	28.6	17.4	18.3

续表

		合计	制造业	批发零售业	住宿餐饮业	社会服务业	建筑业	其他行业
男	小计	20.5	21.9	19.2	21.8	25.7	16.0	19.4
	18～29岁	23.3	24.2	18.3	22.5	25.4	19.3	25.8
	30～39岁	18.7	20.0	19.5	20.1	24.1	15.8	15.7
	40～49岁	19.3	20.2	20.1	22.4	27.3	13.8	17.4
	50～59岁	20.2	22.4	16.6	27.0	30.3	17.2	17.7
女	小计	17.8	17.9	17.0	15.5	22.2	17.6	17.7
	18～29岁	18.6	19.0	18.3	15.5	21.8	17.5	18.1
	30～39岁	16.5	15.5	15.8	15.2	22.5	18.8	16.6
	40～49岁	18.4	19.6	17.1	15.5	22.4	16.0	18.9
	50～59岁	21.5	24.0	19.3	21.6	23.1	21.4	21.2

（2）从不锻炼率：2012 年我国 18 ～ 59 岁流动人口的从不锻炼率为 71.3%，其中男性为 69.3%、女性为 74.1%。男性人群中，以 50 ～ 59 岁组最高、18 ～ 29 岁组最低；女性人群中，以 40 ～ 49 岁组最高、18 ～ 29 岁组最低。

制造业、批发零售业、住宿餐饮业、社会服务业、建筑业和其他行业的流动人口从不锻炼率分别为 69.3%、73.9%、72.2%、65.8%、76.2% 和 72.3%。见表 2-23。

表 2–23　不同性别、年龄和行业流动人口的从不锻炼率（%）

		合计	制造业	批发零售业	住宿餐饮业	社会服务业	建筑业	其他行业
合计	小计	71.3	69.3	73.9	72.2	65.8	76.2	72.3
	18～29岁	66.7	65.6	70.2	69.2	63.2	68.7	65.8
	30～39岁	73.7	72.2	75.1	73.9	68.3	76.5	75.5
	40～49岁	74.9	72.9	75.7	75.2	67.1	80.8	76.5
	50～59岁	75.1	72.7	79.2	69.1	65.3	78.8	77.0
男	小计	69.3	66.3	71.9	67.0	62.6	76.2	71.3
	18～29岁	62.9	61.6	68.4	62.7	59.6	68.2	61.2
	30～39岁	71.8	69.1	72.0	69.1	65.9	76.6	75.6
	40～49岁	73.8	71.0	74.0	71.1	63.0	80.9	76.5
	50～59岁	75.3	73.1	80.0	67.4	63.3	78.8	77.1
女	小计	74.1	73.1	75.9	77.5	69.2	76.2	74.0
	18～29岁	71.1	70.3	71.7	75.7	66.7	72.0	71.7
	30～39岁	76.1	76.0	78.1	78.4	70.5	75.5	75.2
	40～49岁	76.7	75.4	78.1	79.5	71.9	80.3	76.6
	50～59岁	74.0	69.7	75.8	73.0	71.8	77.7	76.3

3. 静态行为时间　2012 年我国 18 ～ 59 岁流动人口的日均静态行为时间为 4.9 小时，其中男性为 4.7 小时、女性为 5.1 小时。总体和男、女的日均静态行为时间均随年龄增加而减少。

制造业、批发零售业、住宿餐饮业、社会服务业、建筑业和其他行业的流动人口日均静态行为时间分别为 5.2、4.8、4.3、5.0、4.2 和 4.9 小时。以制造业的日均静态行为时间最长。见表 2-24。

表 2–24 不同性别、年龄和行业流动人口的日均静态行为时间（小时）

		合计	制造业	批发零售业	住宿餐饮业	社会服务业	建筑业	其他行业
合计	小计	4.9	5.2	4.8	4.3	5.0	4.2	4.9
	18～29岁	5.1	5.3	5.0	4.4	5.2	4.6	5.4
	30～39岁	4.8	5.1	4.8	4.2	5.0	4.3	4.8
	40～49岁	4.5	4.9	4.6	4.1	4.8	3.9	4.5
	50～59岁	4.5	4.8	4.7	4.5	4.7	3.9	4.4
男	小计	4.7	4.8	4.8	4.3	5.0	4.2	4.7
	18～29岁	4.9	5.0	4.9	4.4	5.0	4.5	5.0
	30～39岁	4.7	4.7	4.9	4.2	5.0	4.3	4.6
	40～49岁	4.5	4.7	4.6	4.2	5.0	3.9	4.4
	50～59岁	4.5	4.8	4.6	4.7	4.9	3.9	4.4
女	小计	5.1	5.6	4.8	4.3	5.1	4.7	5.2
	18～29岁	5.4	5.7	5.1	4.5	5.3	5.4	5.8
	30～39岁	5.0	5.6	4.7	4.2	5.0	4.4	5.0
	40～49岁	4.7	5.2	4.6	4.0	4.5	4.5	4.5
	50～59岁	4.4	4.6	4.7	4.2	4.2	4.4	4.1

4．小结

（1）2012 年我国 18 ～ 59 岁流动人口的经常锻炼率为 19.4%，男性高于女性；以社会服务业人员最高（23.9%），建筑业人员最低（16.3%）。

（2）流动人口的从不锻炼率为 71.3%，男性低于女性；以建筑业人员最高（76.2%）、社会服务业人员最低（65.8%）。

（3）流动人口的日均静态行为时间为 4.9 小时，男性低于女性；以制造业最高（5.1 小时）、建筑业最低（4.1 小时）。

第三节　主要慢性病患病情况

一、肥胖

1．样本情况　身高和体重测量部分的有效样本为 48 628 人，（男性 26 851 人，女性 21 777 人），其中制造业 8390 人、批发零售业 7811 人、住宿餐饮业 8313 人、社会服务业 8211 人、建筑业 8095 人、其他行业 7808 人。

2．超重率　2012 年我国 18 ～ 59 岁流动人口的超重率为 30.4%，其中男性为 35.1%、女性为 24.1%，男性明显高于女性。男性人群中，18 ～ 29 岁、30 ～ 39 岁、40 ～ 49 岁和 50 ~ 59 岁各年龄组的超重率依次为 24.3%、38.8%、43.8% 和 44.0%，女性人群中各年龄组超重率依次为 14.6%、26.8%、37.9% 和 41.4%，男性和女性均随着年龄增长超重率升高。

制造业、批发零售业、住宿餐饮业、社会服务业、建筑业和其他行业的流动人口超重率依次为 28.0%、32.7%、29.1%、28.9%、34.9% 和 31.8%。以建筑业最高。各行业的超重率均为男性明显高于女性；各行业的超重率基本呈现随着年龄增长而升高的分布。见表 2-25。

表 2-25　不同性别、年龄和行业流动人口的超重率 (%)

		合计	制造业	批发零售业	住宿餐饮业	社会服务业	建筑业	其他行业
合计	小计	30.4	28.0	32.7	29.1	28.9	34.9	31.8
	18 ~ 29岁	19.8	19.1	20.9	18.1	17.7	24.8	20.9
	30 ~ 39岁	33.6	32.2	33.5	31.7	33.4	36.0	35.6
	40 ~ 49岁	41.6	40.2	44.8	42.8	41.4	39.9	40.4
	50 ~ 59岁	43.6	43.7	43.2	44.1	43.4	41.2	45.1
男	小计	35.1	32.7	37.7	34.0	34.5	35.9	36.6
	18 ~ 29岁	24.3	23.7	25.8	21.6	23.0	25.9	25.6
	30 ~ 39岁	38.8	37.5	38.5	38.6	40.3	37.3	40.9
	40 ~ 49岁	43.8	43.3	47.3	46.9	44.5	40.4	42.3
	50 ~ 59岁	44.0	43.6	43.4	45.2	45.2	41.3	46.0
女	小计	24.1	22.1	27.3	24.3	23.1	28.6	23.5
	18 ~ 29岁	14.6	13.9	16.9	14.5	12.5	18.1	14.8
	30 ~ 39岁	26.8	26.0	28.6	25.3	26.9	28.8	26.0
	40 ~ 49岁	37.9	36.0	41.1	38.7	37.8	36.5	36.2
	50 ~ 59岁	41.4	43.9	42.6	41.7	37.7	36.1	41.1

3. 肥胖率　2012 年我国 18 ~ 59 岁流动人口的肥胖率为 10.9%，其中男性为 13.5%、女性为 7.3%，男性明显高于女性。男性人群中，18 ~ 29 岁、30 ~ 39 岁、40 ~ 49 岁和 50 ~ 59 岁各年龄组的肥胖率依次为 8.8%、16.1%、16.1% 和 15.8%；女性人群中各年龄组的肥胖率依次为 4.2%、8.0%、12.1% 和 17.6%，随着年龄增长肥胖率升高。

制造业、批发零售业、住宿餐饮业、社会服务业、建筑业和其他行业的流动人口肥胖率依次为 9.8%、11.4%、10.5%、10.8%、12.8% 和 11.7%。以建筑业最高。各行业的肥胖率均为男性明显高于女性；除建筑业和其他行业外，流动人口的肥胖率基本呈现随着年龄增长而升高的分布状况。见表 2-26。

表 2-26　不同性别、年龄和行业流动人口的肥胖率 (%)

		合计	制造业	批发零售业	住宿餐饮业	社会服务业	建筑业	其他行业
合计	小计	10.9	9.8	11.4	10.5	10.8	12.8	11.7
	18 ~ 29岁	6.7	6.2	5.9	6.1	6.6	8.7	8.1
	30 ~ 39岁	12.6	12.2	11.9	12.3	12.6	14.6	13.3

续表

		合计	制造业	批发零售业	住宿餐饮业	社会服务业	建筑业	其他行业
	40～49岁	14.6	13.4	16.4	14.5	15.4	14.1	14.3
	50～59岁	16.1	17.4	21.1	17.2	15.8	11.2	13.5
男	小计	13.5	12.4	15.0	14.0	14.4	13.3	13.6
	18～29岁	8.8	8.4	7.8	8.6	9.3	9.3	10.1
	30～39岁	16.1	15.6	16.6	17.4	17.2	15.4	15.7
	40～49岁	16.2	15.0	18.6	18.0	19.2	14.3	14.8
	50～59岁	15.8	18.2	21.5	16.3	15.1	10.9	12.7
女	小计	7.3	6.6	7.6	6.9	7.1	9.9	8.4
	18～29岁	4.2	3.8	4.2	3.6	3.8	5.2	5.6
	30～39岁	8.0	8.1	7.2	7.5	8.3	10.5	8.8
	40～49岁	12.1	11.3	13.5	10.9	11.1	12.3	13.2
	50～59岁	17.6	12.6	19.4	19.1	17.9	21.4	17.5

4. 小结

（1）2012 年我国 18 ～ 59 岁流动人口的超重率为 30.4%，其中男性为 35.1%、女性为 24.1%。随着年龄的增长而升高。以建筑业超重率最高（36.4%），制造业最低（29.9%）。

（2）流动人口的肥胖率为 10.9%，其中男性为 13.5%、女性为 7.3%，男性明显高于女性。随着年龄的增长而升高。以建筑业最高（12.8%），制造业最低（9.8%）。

二、高血压及其控制

1. 样本情况 高血压及其控制部分的有效样本量为 48 684 人（男性为 26 878 人，女性 21 806 人），其中制造业 8402 人、批发零售业 7819 人、住宿餐饮业 8326 人、社会服务业 8223 人、建筑业 8101 人、其他行业 7813 人。

2. 高血压患病率 2012 年 18 ～ 59 岁流动人口的高血压患病率为 15.6%，其中男性明显高于女性，分别为 20.6% 和 8.9%。男性人群中，18 ～ 29 岁、30 ～ 39 岁、40 ～ 49 岁和 50 ～ 59 岁各年龄组的高血压患病率依次为 9.4%、20.7%、27.7% 和 46.7%，随着年龄增长患病率升高；女性人群中各年龄组的高血压患病率依次为 3.1%、8.6%、20.1% 和 39.6%，随着年龄增长患病率升高。

制造业、批发零售业、住宿餐饮业、社会服务业、建筑业和其他行业的流动人口高血压患病率依次为 14.6%、15.5%、13.3%、15.0%、21.7% 和 16.6%。以建筑业最高。各行业的高血压患病率均为男性明显高于女性；各行业的高血压患病率基本呈现随着年龄增长而升高的分布。见表 2-27。

表 2-27 不同性别、年龄和行业流动人口的高血压患病率 (%)

		合计	制造业	批发零售	住宿餐饮业	社会服务业	建筑业	其他行业
合计	小计	15.6	14.6	15.5	13.3	15.0	21.7	16.6
	18～29岁	6.5	7.0	5.5	4.4	6.4	8.8	6.9
	30～39岁	15.4	16.1	13.7	13.3	14.3	18.5	16.7
	40～49岁	27.7	27.5	27.4	25.3	29.2	30.0	27.7
	50～59岁	45.5	46.5	46.8	46.4	40.4	46.0	44.8
男	小计	20.6	19.9	21.4	17.8	20.8	23.1	20.8
	18～29岁	9.4	10.3	8.0	7.3	9.8	9.5	9.5
	30～39岁	20.7	21.7	20.8	18.2	20.5	20.1	20.4
	40～49岁	32.3	34.2	31.3	30.8	36.4	31.0	31.3
	50～59岁	46.7	47.9	46.9	49.8	43.1	46.4	46.0
女	小计	8.9	8.1	9.3	8.7	9.0	13.3	9.6
	18～29岁	3.1	3.1	3.5	1.6	3.1	4.8	3.6
	30～39岁	8.6	9.2	6.8	8.7	8.5	10.4	9.8
	40～49岁	20.1	18.5	22.0	19.5	20.9	23.0	19.9
	50～59岁	39.4	37.2	46.4	38.5	31.6	36.0	39.1

3. **高血压知晓率** 2012 年 18 ～ 59 岁流动人口的高血压知晓率为 24.3%，其中女性明显高于男性，分别为 26.4% 和 23.7%。男性人群中，18 ～ 29 岁、30 ～ 39 岁、40 ～ 49 岁和 50 ～ 59 岁各年龄组的高血压知晓率依次为 13.0%、20.8%、28.6% 和 34.1%，随着年龄增长知晓率升高；女性人群中各年龄组的高血压知晓率依次为 16.0%、23.5%、30.4% 和 42.1%，随着年龄增长知晓率升高。

制造业、批发零售业、住宿餐饮业、社会服务业、建筑业和其他行业的流动人口高血压知晓率分别为 23.9%、25.6%、23.4%、27.0% 、23.8% 和 23.4%。除社会服务业外，其他各行业的高血压知晓率均为女性高于男性；各行业的高血压知晓率基本呈现随着年龄增长而升高的分布。见表 2-28。

表 2-28 不同性别、年龄和行业流动人口的高血压知晓率 (%)

		合计	制造业	批发零售业	住宿餐饮业	社会服务业	建筑业	其他行业
合计	小计	24.3	23.9	25.6	23.4	27.0	23.8	23.4
	18～29岁	13.6	17.0	11.4	12.2	12.3	10.8	10.1
	30～39岁	21.4	22.1	20.8	14.9	23.0	21.7	22.9
	40～49岁	29.1	28.5	31.7	31.6	33.9	25.5	25.9
	50～59岁	35.3	34.6	34.8	33.1	40.5	32.3	37.0
男	小计	23.7	23.1	25.5	21.4	27.0	23.6	22.6
	18～29岁	13.0	17.5	11.0	10.3	12.6	11.0	6.1
	30～39岁	20.8	21.2	20.7	12.4	23.8	21.3	21.7
	40～49岁	28.6	27.0	32.3	30.5	34.0	25.3	26.5
	50～59岁	34.1	34.3	31.9	33.9	39.1	32.1	35.8

续表

		合计	制造业	批发零售业	住宿餐饮业	社会服务业	建筑业	其他行业
女	小计	26.4	26.3	25.9	27.5	26.9	25.3	26.4
	18～29岁	16.0	15.0	12.1	20.2	11.3	8.7	23.9
	30～39岁	23.5	24.6	21.1	19.8	21.3	25.5	27.1
	40～49岁	30.4	32.3	30.3	33.5	33.8	27.1	23.7
	50～59岁	42.1	37.9	47.1	30.5	46.8	39.0	44.0

4. 治疗率

（1）高血压治疗率：2012 年 18 ～ 59 岁流动人口中高血压患者的高血压治疗率为 12.0%，其中女性明显高于男性，分别为 15.4% 和 11.0%。男性人群中，18 ～ 29 岁、30 ～ 39 岁、40 ～ 49 岁和 50 ～ 59 岁各年龄组的高血压治疗率依次为 2.9%、8.2%、14.4% 和 21.9%，随着年龄增长治疗率升高；女性人群中各年龄组的高血压治疗率依次为 8.0%、11.2%、19.4% 和 31.4%，随着年龄增长治疗率升高。

制造业、批发零售业、住宿餐饮业、社会服务业、建筑业和其他行业的高血压患者的高血压治疗率依次为 10.9%、14.0%、13.3%、15.4%、10.8% 和 10.6%。以建筑业最低。各行业的高血压治疗率均为女性高于男性；各行业的高血压治疗率基本呈现随着年龄增长而升高的分布。见表 2-29。

表 2–29　不同性别、年龄和行业流动人口的高血压治疗率 (%)

		合计	制造业	批发零售业	住宿餐饮业	社会服务业	建筑业	其他行业
合计	小计	12.0	10.9	14.0	13.3	15.4	10.8	10.6
	18～29岁	4.0	4.7	3.2	1.1	4.1	3.7	4.5
	30～39岁	8.9	10.5	9.0	7.0	10.2	6.0	7.9
	40～49岁	15.8	13.5	19.0	20.1	22.0	12.4	12.5
	50～59岁	23.3	22.0	23.7	23.0	28.1	21.9	23.2
男	小计	11.0	9.2	13.0	12.4	15.1	10.4	10.0
	18～29岁	2.9	3.8	4.0	1.3	4.3	3.6	0.0
	30～39岁	8.2	8.4	9.3	6.0	9.8	5.4	8.3
	40～49岁	14.4	11.3	17.2	19.8	22.3	11.8	12.4
	50～59岁	21.9	21.6	19.8	23.1	25.5	21.8	22.6
女	小计	15.4	16.1	16.3	15.0	16.1	15.4	12.6
	18～29岁	8.0	7.9	1.8	0.0	3.4	4.5	19.7
	30～39岁	11.2	16.5	7.9	9.1	10.9	12.7	6.4
	40～49岁	19.4	19.0	22.7	20.5	21.4	18.2	13.0
	50～59岁	31.4	25.5	40.6	22.5	39.6	26.0	26.9

（2）高血压知晓治疗率：2012 年 18 ～ 59 岁流动人口中已明确诊断的高血压患者的高血压知晓治疗率为 47.8%，其中女性明显高于男性，分别为 56.4% 和 44.7%。男性人群

中，18 ~ 29 岁、30 ~ 39 岁、40 ~ 49 岁和 50 ~ 59 岁各年龄组已明确诊断的高血压患者的高血压知晓治疗率依次为 21.2%、37.9%、48.8% 和 62.8%，随着年龄增长知晓治疗率升高；女性人群中各年龄组已明确诊断的高血压患者的高血压知晓治疗率依次为 48.2%、45.8%、62.1% 和 72.8%，随着年龄增长知晓治疗率升高。

制造业、批发零售业、住宿餐饮业、社会服务业、建筑业和其他行业高血压患者的高血压知晓治疗率分别为 43.8%、52.7%、54.8%、55.7%、44.6% 和 43.6%。除住宿餐饮业外，其他各行业已明确诊断的高血压患者的高血压知晓治疗率均为女性高于男性；各行业的高血压知晓治疗率基本呈现随着年龄增长而升高的分布。见表 2-30。

表 2–30　不同性别、年龄和行业流动人口的高血压知晓治疗率 (%)

		合计	制造业	批发零售业	住宿餐饮业	社会服务业	建筑业	其他行业
合计	小计	47.8	43.8	52.7	54.8	55.7	44.6	43.6
	18～29岁	28.2	25.6	27.2	8.3	32.6	33.4	43.8
	30～39岁	40.0	46.0	41.2	46.3	42.3	27.1	33.0
	40～49岁	52.6	45.5	58.3	60.9	63.9	47.7	47.0
	50～59岁	64.5	61.5	67.4	68.0	68.1	67.0	60.8
男	小计	44.7	38.0	49.1	55.8	54.4	43.2	42.9
	18～29岁	21.2	20.3	34.8	12.0	33.5	32.3	0.0
	30～39岁	37.9	38.1	43.2	47.5	39.3	24.6	36.6
	40～49岁	48.8	40.1	51.2	61.9	64.6	45.8	45.4
	50～59岁	62.8	60.9	61.2	67.0	64.1	67.1	61.3
女	小计	56.4	59.7	61.2	53.1	58.8	58.5	45.8
	18～29岁	48.2	50.0	14.0	0.0	29.3	49.9	82.4
	30～39岁	45.8	65.4	35.6	44.9	50.1	48.1	22.4
	40～49岁	62.1	57.0	73.7	59.5	62.3	64.0	53.3
	50～59岁	72.8	66.3	85.5	71.5	82.4	65.3	58.6

5. 控制率

（1）高血压控制率：2012 年 18 ~ 59 岁流动人口中高血压患者的高血压控制率为 2.9%，其中男性低于女性，分别为 2.5% 和 4.2%。男性人群中，18 ~ 29 岁、30 ~ 39 岁、40 ~ 49 岁和 50 ~ 59 岁各年龄组高血压患者的高血压控制率依次为 0.7%、1.5%、3.5% 和 5.8%，随着年龄增长控制率有波动；女性人群中各年龄组的高血压控制率依次为 4.5%、2.5%、5.0% 和 9.7%，不同年龄组的控制率不同。

制造业、批发零售业、住宿餐饮业、社会服务业、建筑业和其他行业高血压患者的高血压控制率分别为 2.4%、3.2%、3.8%、4.4%、2.4% 和 2.8%。以制造业和建筑业最低。各行业的高血压控制率均为女性高于男性。见表 2-31。

表 2-31　不同性别、年龄和行业流动人口的高血压控制率 (%)

		合计	制造业	批发零售业	住宿餐饮业	社会服务业	建筑业	其他行业
合计	小计	2.9	2.4	3.2	3.8	4.4	2.4	2.8
	18～29岁	1.5	1.0	1.6	0.5	1.0	0.8	3.5
	30～39岁	1.7	1.7	1.7	2.6	1.9	1.0	1.7
	40～49岁	3.9	3.4	4.0	5.3	7.1	2.9	3.0
	50～59岁	6.4	5.7	7.2	6.1	8.8	5.5	6.0
男	小计	2.5	2.2	2.7	3.6	4.1	2.2	2.0
	18～29岁	0.7	0.5	2.5	0.7	0.7	0.9	0.0
	30～39岁	1.5	1.6	1.6	2.4	1.7	0.7	1.1
	40～49岁	3.5	3.4	3.0	5.3	6.9	2.5	2.8
	50～59岁	5.8	5.3	6.3	6.3	7.5	5.6	5.4
女	小计	4.2	2.8	4.4	4.1	5.3	4.8	6.0
	18～29岁	4.5	2.6	0.0	0.0	2.0	0.0	15.5
	30～39岁	2.5	1.8	2.1	3.0	2.2	3.2	3.8
	40～49岁	5.0	3.4	6.1	5.3	7.5	6.7	3.6
	50～59岁	9.7	9.0	11.3	5.2	14.4	2.8	9.5

（2）高血压治疗控制率：2012 年 18 ～ 59 岁流动人口中近 2 周服药的高血压患者的高血压治疗控制率为 25.1%，其中男性低于女性，分别为 24.4% 和 27.0%。男性人群中，18 ～ 29 岁、30 ～ 39 岁、40 ～ 49 岁和 50 ～ 59 岁各年龄组近 2 周服药的高血压患者的高血压治疗控制率依次为 39.3%、22.6%、23.1% 和 25.0%，随着年龄增长治疗控制率有波动；女性人群中各年龄组的高血压治疗控制率依次为 50.6%、23.6%、25.3% 和 28.6%，随着年龄增长治疗控制率有波动。

制造业、批发零售业、住宿餐饮业、社会服务业、建筑业和其他行业的流动人口中，近 2 周服药的高血压患者的高血压治疗控制率分别为 23.6%、22.6%、29.6%、27.1%、20.8% 和 28.8%。除制造业和住宿餐饮业外，其他各行业近 2 周服药的高血压患者的高血压治疗控制率均为女性高于男性。见表 2-32。

表 2-32　不同性别、年龄和行业流动人口的高血压治疗控制率 (%)

		合计	制造业	批发零售业	住宿餐饮业	社会服务业	建筑业	其他行业
合计	小计	25.1	23.6	22.6	29.6	27.1	20.8	28.8
	18～29岁	42.8	37.7	62.3	32.9	28.7	20.8	65.1
	30～39岁	22.8	19.0	21.8	34.7	26.5	15.5	27.2
	40～49岁	23.8	22.7	20.6	28.4	26.7	22.3	25.9
	50～59岁	25.7	25.3	26.0	26.1	29.4	23.5	25.3
男	小计	24.4	25.8	21.6	31.4	26.8	19.2	24.1
	18～29岁	39.3	36.9	72.8	38.5	30.3	21.8	44.6
	30～39岁	22.6	23.7	20.3	37.5	29.3	13.5	20.9
	40～49岁	23.1	24.3	18.4	30.3	25.1	19.8	24.5

续表

		合计	制造业	批发零售业	住宿餐饮业	社会服务业	建筑业	其他行业
	50～59岁	25.0	24.6	26.0	25.5	27.4	23.7	24.5
女	小计	27.0	19.0	24.9	26.4	27.9	35.7	41.7
	18～29岁	50.6	40.0	0.0	0.0	24.3	0.0	78.6
	30～39岁	23.6	9.6	27.1	30.7	20.2	33.3	41.9
	40～49岁	25.3	20.1	24.5	25.4	30.2	39.9	30.5
	50～59岁	28.6	30.1	26.0	27.8	36.4	14.7	28.9

6. 知晓的高血压患者健康管理率和参与管理者中高血压规范管理率 2012 年 18 ～ 59 岁流动人口中知晓的高血压患者健康管理率仅为 17.2%，其中男性为 16.0%、女性为 20.2%。男性人群中，18 ～ 29 岁、30 ～ 39 岁、40 ～ 49 岁和 50 ～ 59 岁各年龄组知晓者的高血压患者健康管理率依次为 18.3%、13.8%、17.0% 和 16.1%；女性人群中各年龄组知晓者的高血压患者健康管理率依次为 23.0%、22.0%、17.4% 和 29.6%。

2012 年 18 ～ 59 岁流动人口参加健康管理的高血压患者中，规范管理率仅为 24.0%，其中男性为 23.2%、女性为 25.6%。男性人群中，18 ～ 29 岁、30 ～ 39 岁、40 ～ 49 岁和 50 ～ 59 岁各年龄组的高血压患者规范管理率依次为 45.0%、17.6%、25.4% 和 14.5%；女性人群中各年龄组的高血压患者规范管理率依次为 0、18.9%、30.0% 和 42.6%。见表 2-33。

表 2–33 不同性别、年龄流动人口的高血压患者健康管理率和参加管理者中规范管理率 (%)

		健康管理率	参加管理者中规范管理率
合计	小计	17.2	24.0
	18～29岁	19.6	30.1
	30～39岁	16.2	18.1
	40～49岁	17.1	26.9
	50～59岁	18.5	22.3
男	小计	16.0	23.2
	18～29岁	18.3	45.0
	30～39岁	13.8	17.6
	40～49岁	17.0	25.4
	50～59岁	16.1	14.5
女	小计	20.2	25.6
	18～29岁	23.0	0.0
	30～39岁	22.0	18.9
	40～49岁	17.4	30.0
	50～59岁	29.6	42.6

7. 小结

（1）2012 年我国 18 ～ 59 岁流动人口的高血压患病率为 15.6%，其中男性为 20.6%、女性为 8.9%。以建筑业患病率最高（21.7%），住宿餐饮业最低（13.3%）。

（2）流动人口的高血压知晓率为 24.3%，其中男性为 26.4%、女性为 23.7%，并随着年龄的增长而升高。以社会服务业最高（27.0%），住宿餐饮业最低（23.4%）。

（3）流动人口中高血压患者的高血压治疗率为 12.0%，其中男性为 11.0%、女性为 15.4%。随着年龄增长治疗率升高。以社会服务业最高（15.4%），其他行业最低（10.6%）。其中，已明确诊断的高血压患者的高血压知晓治疗率为 47.8%，男性为 44.7%、女性为 56.4%。随年龄增长而升高。以社会服务业最高（55.7%），其他行业最低（43.6%）。

（4）流动人口中高血压患者的高血压控制率为 2.9%，其中男性为 2.5%、女性为 4.2%。随着年龄增长控制率升高。以社会服务业最高（4.4%），建筑业（2.4%）和制造业最低（2.4%）。其中，近 2 周服药的高血压患者高血压治疗控制率为 25.1%，男性为 24.4%、女性为 27.0%。以住宿餐饮业最高（29.6%），建筑业最低（20.8%）。

（5）流动人口中高血压患者的健康管理率为 17.2%，其中男性为 16.0%、女性为 20.2%。参加健康管理的高血压患者中规范管理率为 24.0%，其中男性为 23.2%、女性为 25.6%。

三、糖尿病及其控制

1. 样本情况 糖尿病及其控制部分的有效样本量为 47 593 人（男性较多，为 26 247 人，占 55.1%；女性 21 346 人），其中制造业 8216 人、批发零售业 7624 人、住宿餐饮业 8167 人、社会服务业 8029 人、建筑业 7903 人、其他行业 7654 人。

2. 糖尿病患病率 2012 年 18 ~ 59 岁流动人口的糖尿病患病率为 4.8%，其中男性明显高于女性，分别为 6.0% 和 3.0%。男性人群中，18 ~ 29 岁、30 ~ 39 岁、40 ~ 49 岁和 50 ~ 59 岁各年龄组的糖尿病患病率依次为 2.3%、5.5%、10.6% 和 16.2%，随着年龄增长患病率升高；女性人群中各年龄组的糖尿病患病率依次为 1.4%、3.0%、6.0% 和 13.3%，随着年龄增长患病率升高。

制造业、批发零售业、住宿餐饮业、社会服务业、建筑业和其他行业的流动人口糖尿病患病率分别为 4.2%、5.1%、4.5%、4.9%、6.1% 和 4.9%。各行业的糖尿病患病率均为男性明显高于女性；各行业的糖尿病患病率基本呈现随着年龄增长而升高的分布。见表 2-34。

表 2–34 不同性别、年龄和行业流动人口的糖尿病患病率 (%)

		合计	制造业	批发零售业	住宿餐饮业	社会服务业	建筑业	其他行业
合计	小计	4.8	4.2	5.1	4.5	4.9	6.1	4.9
	18～29岁	1.9	1.7	1.6	1.6	2.3	2.6	2.2
	30～39岁	4.4	4.6	4.3	4.2	3.7	4.7	4.5
	40～49岁	8.9	8.2	9.7	8.9	10.2	9.0	8.3
	50～59岁	15.7	16.9	16.4	14.3	18.4	12.7	15.4

续表

		合计	制造业	批发零售业	住宿餐饮业	社会服务业	建筑业	其他行业
男	小计	6.0	5.3	7.2	6.2	6.4	6.5	5.8
	18～29岁	2.3	2.2	2.0	2.2	2.8	2.6	2.4
	30～39岁	5.5	5.4	6.0	6.2	4.7	5.2	5.1
	40～49岁	10.6	10.1	12.0	11.6	12.8	9.4	9.6
	50～59岁	16.2	17.7	17.5	15.9	19.6	12.7	15.1
女	小计	3.0	2.8	3.0	2.7	3.4	3.7	3.4
	18～29岁	1.4	1.2	1.2	1.0	1.8	2.6	1.9
	30～39岁	3.0	3.5	2.6	2.3	2.8	2.1	3.4
	40～49岁	6.0	5.7	6.4	5.9	7.1	6.6	5.5
	50～59岁	13.3	11.6	11.8	10.5	14.6	11.0	16.7

3. 糖尿病知晓率 2012年18～59岁流动人口的糖尿病知晓率为28.5%，其中男性与女性差别不大，分别为28.6%和28.3%。男性人群中，18～29岁、30～39岁、40～49岁和50～59岁各年龄组的糖尿病知晓率依次为17.8%、23.4%、33.4%和37.9%，随着年龄增长知晓率升高；女性人群中各年龄组的糖尿病患病率依次为17.3%、27.7%、31.4%和51.2%，随着年龄增长知晓率升高。

制造业、批发零售业、住宿餐饮业、社会服务业、建筑业和其他行业的流动人口糖尿病知晓率分别为25.4%、33.6%、27.9%、33.5%、25.6%和26.9%。制造业、住宿餐饮业和社会服务业中的糖尿病知晓率均为男性高于女性；各行业的糖尿病知晓率基本呈现随着年龄增长而升高的分布。见表2-35。

表2-35 不同性别、年龄和行业流动人口的糖尿病知晓率(%)

		合计	制造业	批发零售业	住宿餐饮业	社会服务业	建筑业	其他行业
合计	小计	28.5	25.4	33.6	27.9	33.5	25.6	26.9
	18～29岁	17.6	15.9	18.5	12.1	25.2	14.4	19.1
	30～39岁	24.7	18.9	29.2	22.3	28.4	22.2	29.4
	40～49岁	32.9	34.0	39.3	34.3	35.4	26.9	24.7
	50～59岁	39.8	39.0	36.4	44.6	52.2	37.3	37.6
男	小计	28.6	26.9	32.6	29.0	33.8	25.0	26.4
	18～29岁	17.8	16.6	22.4	9.8	20.3	14.6	20.9
	30～39岁	23.4	18.7	24.6	23.5	27.3	21.6	28.2
	40～49岁	33.4	36.5	39.5	36.6	37.3	25.8	24.6
	50～59岁	37.9	38.4	34.8	44.1	50.8	36.9	33.5
女	小计	28.3	21.9	35.9	25.5	32.9	32.5	28.1
	18～29岁	17.3	14.3	13.1	17.3	32.7	13.1	16.3
	30～39岁	27.7	19.1	39.5	19.2	30.1	30.7	32.5
	40～49岁	31.4	28.1	39.0	29.6	31.2	38.0	25.1
	50～59岁	51.2	45.6	46.7	46.7	58.4	50.2	54.8

4．治疗率

（1）糖尿病治疗率：2012 年 18 ～ 59 岁流动人口中糖尿病患者的糖尿病治疗率为 23.8%，其中男性（23.9%）与女性（23.2%）间差别不大。男性人群中，18 ～ 29 岁、30 ～ 39 岁、40 ～ 49 岁和 50 ～ 59 岁各年龄组的糖尿病治疗率依次为 11.7%、19.1%、29.0% 和 33.4%，随着年龄增长糖尿病治疗率升高；女性人群中各年龄组的糖尿病治疗率依次为 10.9%、22.2%、27.5% 和 44.7%，随着年龄增长糖尿病治疗率升高。

制造业、批发零售业、住宿餐饮业、社会服务业、建筑业和其他行业的流动人口中糖尿病患者的糖尿病治疗率分别为 22.1%、27.9%、21.8%、25.5%、22.1% 和 22.6%。除批发零售业外，各行业的糖尿病治疗率基本呈现随着年龄增长而升高的分布。见表 2-36。

表 2–36　不同性别、年龄和行业流动人口的糖尿病治疗率 (%)

		合计	制造业	批发零售业	住宿餐饮业	社会服务业	建筑业	其他行业
合计	小计	23.8	22.1	27.9	21.8	25.5	22.1	22.6
	18～29岁	11.4	14.1	15.0	5.5	8.6	9.4	9.6
	30～39岁	20.0	13.6	23.5	16.2	21.4	18.4	27.7
	40～49岁	28.7	32.7	33.0	29.0	30.6	23.5	19.6
	50～59岁	35.0	33.0	31.8	34.4	44.3	35.1	35.5
男	小计	23.9	22.4	28.1	21.9	26.5	21.5	23.0
	18～29岁	11.7	14.0	16.3	2.5	7.9	9.5	12.3
	30～39岁	19.1	10.7	22.6	16.6	19.9	17.5	28.2
	40～49岁	29.0	35.1	33.3	30.1	32.2	22.6	19.4
	50～59岁	33.4	32.2	30.9	33.2	43.2	34.7	31.9
女	小计	23.2	21.4	27.3	21.7	23.7	28.5	21.3
	18～29岁	10.9	14.3	13.1	12.2	9.6	8.7	5.4
	30～39岁	22.2	19.1	25.4	15.4	23.6	30.7	26.1
	40～49岁	27.5	27.0	32.4	26.7	27.4	32.3	20.3
	50～59岁	44.7	41.1	37.6	38.4	49.2	49.1	50.7

（2）糖尿病知晓治疗率：2012 年 18 ～ 59 岁流动人口中明确诊断的糖尿病患者的糖尿病知晓治疗率为 83.4%，其中男性与女性间差别不大，分别为 83.8% 和 82.2%。男性人群中，18 ～ 29 岁、30 ～ 39 岁、40 ～ 49 岁和 50 ～ 59 岁各年龄组的糖尿病知晓治疗率依次为 65.9%、81.5%、86.9% 和 88.1%，随着年龄增长糖尿病知晓治疗率升高；女性人群中各年龄组的糖尿病知晓治疗率依次为 63.1%、80.2%、87.8% 和 87.4%，随着年龄增长糖尿病知晓治疗率升高。

制造业、批发零售业、住宿餐饮业、社会服务业、建筑业和其他行业的流动人口中，明确诊断的糖尿病患者的糖尿病知晓治疗率分别为 87.3%、83.1%、78.2%、76.2%、86.3% 和 84.0%。除制造业外，各行业的糖尿病知晓治疗率基本呈现随着年龄增长而升高的分布。见表 2-37。

表 2-37　不同性别、年龄和行业流动人口的糖尿病知晓治疗率 (%)

		合计	制造业	批发零售业	住宿餐饮业	社会服务业	建筑业	其他行业
合计	小计	83.4	87.3	83.1	78.2	76.2	86.3	84.0
	18～29岁	64.9	88.9	81.0	45.7	34.0	65.5	50.3
	30～39岁	81.1	72.1	80.4	73.0	75.2	83.0	94.2
	40～49岁	87.1	96.1	84.0	84.4	86.6	87.4	79.2
	50～59岁	88.0	84.6	87.3	77.0	84.9	94.3	94.5
男	小计	83.8	83.5	86.2	75.5	78.4	86.1	87.0
	18～29岁	65.9	84.4	72.8	25.9	38.8	65.3	58.6
	30～39岁	81.5	56.9	92.2	70.7	72.9	81.1	100.0
	40～49岁	86.9	96.1	84.3	82.1	86.2	87.7	78.7
	50～59岁	88.1	83.9	88.8	75.5	85.1	94.2	95.3
女	小计	82.2	97.8	76.0	85.3	71.9	87.9	75.9
	18～29岁	63.1	100.0	100.0	70.8	29.3	66.7	33.3
	30～39岁	80.2	100.0	64.3	80.1	78.3	100.0	80.4
	40～49岁	87.8	96.1	83.1	90.4	87.8	85.1	81.0
	50～59岁	87.4	90.2	80.4	82.3	84.3	97.7	92.5

5. 控制率

（1）糖尿病控制率：2012 年 18 ～ 59 岁流动人口中糖尿病患者的糖尿病控制率为 28.6%，其中男性（27.2%）低于（32.4%）女性。男性人群中，18 ～ 29 岁、30 ～ 39 岁、40 ～ 49 岁和 50 ～ 59 岁各年龄组糖尿病控制率依次为 29.2%、24.2%、28.2% 和 29.7%，随着年龄增长糖尿病控制率有波动；女性人群中各年龄组的糖尿病控制率依次为 31.5%、35.8%、29.4% 和 34.6%，随着年龄增长波动较大。

制造业、批发零售业、住宿餐饮业、社会服务业、建筑业和其他行业的流动人口中，糖尿病患者的糖尿病控制率分别为 31.5%、25.0%、29.7%、29.8%、27.8% 和 27.7%。各行业的糖尿病控制率均为女性高于男性；各行业的糖尿病控制率基本呈现随着年龄增长波动较大，无明显规律。见表 2-38。

表 2-38　不同性别、年龄和行业流动人口的糖尿病控制率 (%)

		合计	制造业	批发零售业	住宿餐饮业	社会服务业	建筑业	其他行业
合计	小计	28.6	31.5	25.0	29.7	29.8	27.8	27.7
	18～29岁	30.0	28.4	8.3	27.5	38.2	36.7	40.3
	30～39岁	27.7	36.1	26.3	23.6	24.0	23.1	21.3
	40～49岁	28.5	27.8	26.9	33.5	30.7	28.3	27.4
	50～59岁	30.4	33.4	27.5	37.2	25.2	28.8	31.2
男	小计	27.2	29.6	24.4	26.6	28.0	26.9	26.9
	18～29岁	29.2	28.3	10.9	16.7	34.7	33.5	41.8
	30～39岁	24.2	30.5	22.4	19.2	24.5	21.4	21.1
	40～49岁	28.2	28.3	27.5	33.2	28.3	28.4	26.1

续表

		合计	制造业	批发零售业	住宿餐饮业	社会服务业	建筑业	其他行业
	50~59岁	29.7	33.3	26.1	37.7	24.7	28.4	30.1
女	小计	32.4	35.8	26.6	36.9	33.2	37.2	30.1
	18~29岁	31.5	28.5	5.1	51.1	43.8	56.5	37.9
	30~39岁	35.8	46.7	35.0	34.6	23.2	45.2	21.9
	40~49岁	29.4	26.7	25.3	34.2	35.9	27.2	32.2
	50~59岁	34.6	34.0	36.1	35.5	27.5	41.3	36.4

（2）糖尿病治疗控制率：2012 年 18 ~ 59 岁流动人口中采取治疗措施的糖尿病患者的治疗控制率为 34.8%，其中男性（34.7%）与女性（35.2%）差别不大。男性人群中，18 ~ 29 岁、30 ~ 39 岁、40 ~ 49 岁和 50 ~ 59 岁各年龄组的糖尿病治疗控制率依次为 66.4%、36.3%、30.8% 和 34.5%，随着年龄增长糖尿病治疗控制率有降低的趋势；女性人群中各年龄组的糖尿病治疗控制率依次为 10.4%、42.7%、33.3% 和 39.5%，随着年龄增长波动较大。

制造业、批发零售业、住宿餐饮业、社会服务业、建筑业和其他行业的流动人口中采取治疗措施的糖尿病患者的治疗控制率分别为 36.6%、28.7%、44.9%、34.0%、30.1% 和 38.0%。除制造业外，其他各行业的糖尿病治疗控制率均为女性高于男性；各行业的糖尿病治疗控制率基本呈现随着年龄增长波动较大，无明显规律。见表 2-39。

表 2-39 不同性别、年龄和行业流动人口的糖尿病治疗控制率 (%)

		合计	制造业	批发零售业	住宿餐饮业	社会服务业	建筑业	其他行业
合计	小计	34.8	36.6	28.7	44.9	34.0	30.1	38.0
	18~29岁	44.3	55.3	0.0	28.1	53.6	71.0	50.7
	30~39岁	38.5	35.8	39.5	28.5	33.4	46.8	41.5
	40~49岁	31.4	31.7	22.9	53.7	35.0	22.7	33.0
	50~59岁	35.4	47.3	38.7	37.9	24.9	21.3	34.2
男	小计	34.7	37.0	28.1	41.7	31.4	26.6	42.4
	18~29岁	66.4	100.0	0.0	0.0	66.7	66.7	64.7
	30~39岁	36.3	12.2	41.6	11.4	37.2	39.7	50.0
	40~49岁	30.8	34.0	20.5	56.3	29.6	20.1	34.0
	50~59岁	34.5	48.3	38.7	36.7	22.3	20.4	31.7
女	小计	35.2	35.7	30.2	52.5	39.5	59.8	24.4
	18~29岁	10.4	0.0	0.0	41.2	37.0	100.0	0.0
	30~39岁	42.7	60.5	35.6	75.1	28.7	100.0	17.6
	40~49岁	33.3	24.7	29.6	47.3	48.2	41.0	29.4
	50~59岁	39.5	38.9	38.4	41.9	34.2	44.9	41.8

6. 知晓的糖尿病患者健康管理率和参与管理者中糖尿病规范管理率 2012 年 18 ~ 59 岁流动人口中知晓的糖尿病患者健康管理率为 16.7%，其中男性为 16.3%、女性为 17.6%。男性人群中，18 ~ 29 岁、30 ~ 39 岁、40 ~ 49 岁和 50 ~ 59 岁各年龄组的糖

尿病患者健康管理率依次为 8.3%、19.0%、16.2% 和 16.1%；女性人群中各年龄组的糖尿病患者健康管理率依次为 22.3%、8.9%、21.9% 和 26.5%。

2012 年 18 ～ 59 岁流动人口参加健康管理的糖尿病患者中，糖尿病规范管理率为 35.4%，其中男性为 35.0%、女性为 36.4%。男性人群中，18 ～ 29 岁、30 ～ 39 岁、40 ～ 49 岁和 50 ～ 59 岁各年龄组的糖尿病规范管理率依次为 19.7%、23.6%、43.5% 和 34.6%；女性人群中各年龄组的糖尿病规范管理率依次为 0%、63.6%、36.1% 和 40.3%。见表 2-40。

表 2-40　不同性别、年龄流动人口知晓的糖尿病患者健康管理率和规范管理率 (%)

		健康管理率	规范管理率
合计	小计	16.7	35.4
	18～29岁	13.0	8.3
	30～39岁	15.6	31.2
	40～49岁	17.6	41.2
	50～59岁	18.0	36.2
男	小计	16.3	35.0
	18～29岁	8.3	19.7
	30～39岁	19.0	23.6
	40～49岁	16.2	43.5
	50～59岁	16.1	34.6
女	小计	17.6	36.4
	18～29岁	22.3	0.0
	30～39岁	8.9	63.6
	40～49岁	21.9	36.1
	50～59岁	26.5	40.4

7. 小结

（1）2012 年我国 18 ～ 59 岁流动人口的糖尿病患病率为 4.8%，其中男性为 6.0%、女性为 3.0%。以建筑业患病率最高（6.1%），制造业最低（4.2%）。

（2）流动人口的糖尿病知晓率为 28.5%，其中男性为 28.6%、女性为 28.3%。随着年龄增长知晓率升高。以批发零售业和社会服务业最高（分别为 33.6% 和 33.5%），制造业最低（25.4%）。

（3）流动人口中糖尿病患者的糖尿病治疗率为 23.8%，其中男性为 23.9%、女性为 23.2%。随年龄增长治疗率升高。以批发零售业最高（27.9%），住宿餐饮业最低（21.8%）。其中，明确诊断的糖尿病患者的糖尿病知晓治疗率为 83.4%，男性为 83.8%、女性为 82.2%。随着年龄增长知晓治疗率升高。以制造业最高（87.3%），社会服务业最低（76.2%）。

（4）流动人口中糖尿病患者的糖尿病控制率为 28.6%，其中男性为 27.2%、女性为 32.4%。随年龄增长控制率有波动。以制造业为最高（31.5%），批发零售业最低（25.0%）。其中，采取治疗措施的糖尿病患者的糖尿病治疗控制率为 34.8%，男性为 34.7%、女性为 35.2%。随着年龄增长治疗控制率有降低的趋势。以住宿餐饮业最高（44.9%），批发零售业最低（28.7%）。

（5）流动人口中知晓的糖尿病患者健康管理率仅为 16.7%，其中男性为 16.3%、女性为 17.6%。随着年龄增长，知晓的糖尿病患者健康管理率升高。参加健康管理的糖尿病患者中规范管理率仅为 35.4%，其中男性为 35.0%、女性为 36.4%。

四、血脂异常

1. 样本情况 本次调查用于血脂分析的有效样本量为 48 594 人、其中制造业 8395 人、批发零售业 7809 人、住宿餐饮业 8303 人、社会服务业 8196 人、建筑业 8096 人、其他行业 7795 人。

2. 血脂异常患病情况

（1）高胆固醇（TC）血症患病率：2012 年我国 18 ~ 59 岁流动人口的高 TC 血症患病率为 4.9%，其中男性为 6.4%、女性为 3.0%。无论男性和女性人群，高 TC 血症患病率基本呈现随年龄增长而升高的趋势。

制造业、批发零售业、住宿餐饮业、社会服务业、建筑业和其他行业的流动人口高 TC 血症患病率分别为 4.6%、4.4%、4.7%、4.3%、7.0% 和 5.8%。见表 2-41。

表 2-41　不同性别、年龄和行业流动人口的高 TC 血症患病率（%）

		合计	制造业	批发零售业	住宿餐饮业	社会服务业	建筑业	其他行业
合计	小计	4.9	4.6	4.4	4.7	4.3	7.0	5.8
	18 ~ 29岁	2.5	2.5	1.7	2.1	2.3	3.3	3.1
	30 ~ 39岁	5.3	5.2	4.6	4.3	4.3	7.0	6.5
	40 ~ 49岁	7.9	7.9	6.8	8.4	7.4	9.1	8.4
	50 ~ 59岁	10.3	9.9	9.5	15.1	11.1	9.9	9.6
男	小计	6.4	5.9	6.2	6.4	5.7	7.4	7.0
	18 ~ 29岁	2.9	2.8	2.2	2.7	2.4	3.3	3.7
	30 ~ 39岁	7.2	7.4	7.0	6.8	6.0	7.9	7.5
	40 ~ 49岁	9.7	9.9	8.6	10.9	10.1	9.4	10.0
	50 ~ 59岁	9.7	8.5	9.1	15.1	11.7	9.7	9.2
女	小计	3.0	2.9	2.5	2.9	2.9	4.2	3.8
	18 ~ 29岁	1.9	2.0	1.4	1.6	2.2	2.9	2.4
	30 ~ 39岁	2.8	2.6	2.4	2.0	2.8	2.6	4.5
	40 ~ 49岁	5.0	5.3	4.4	5.9	4.3	6.8	4.8
	50 ~ 59岁	12.9	19.2	10.9	15.0	9.4	14.1	11.4

（2）高低密度脂蛋白胆固醇（LDL-C）血症患病率：2012 年我国 18 ~ 59 岁流动人口的高 LDL-C 血症患病率为 1.8%，其中男性为 2.3%、女性为 1.1%。不论男性或女性人群，高 LDL-C 血症患病率均呈现随年龄增长而升高的趋势。

制造业、批发零售业、住宿餐饮业、社会服务业、建筑业和其他行业的流动人口高低密 LDL-C 血症患病率分别为 1.6%、1.6%、1.8%、1.5%、、2.3% 和 2.1%。见表 2-42。

表 2-42 不同性别、年龄和行业流动人口的高 LDL-C 血症患病率（%）

		合计	制造业	批发零售业	住宿餐饮业	社会服务业	建筑业	其他行业
合计	小计	1.8	1.6	1.6	1.8	1.5	2.3	2.1
	18～29岁	1.1	1.1	0.9	1.1	1.1	1.3	1.6
	30～39岁	1.9	1.9	1.7	1.7	1.1	2.0	2.2
	40～49岁	2.5	2.3	2.3	2.9	2.7	3.1	2.6
	50～59岁	3.6	3.4	3.2	6.3	3.8	3.8	3.1
男	小计	2.3	2.2	2.2	2.4	2.0	2.5	2.6
	18～29岁	1.4	1.4	1.0	1.5	1.3	1.3	1.9
	30～39岁	2.6	3.0	2.6	2.4	1.4	2.2	2.7
	40～49岁	3.1	2.8	2.8	3.4	3.9	3.3	3.2
	50～59岁	3.5	3.1	3.2	6.6	4.0	3.7	3.0
女	小计	1.1	0.9	1.0	1.3	1.0	1.5	1.2
	18～29岁	0.8	0.7	0.7	0.8	0.8	1.4	1.1
	30～39岁	0.9	0.7	0.9	1.0	0.9	0.9	1.2
	40～49岁	1.7	1.6	1.6	2.3	1.4	2.1	1.4
	50～59岁	4.2	5.7	3.1	5.5	3.4	6.0	3.6

（3）低高密度脂蛋白胆固醇（HDL-C）血症患病率：2012 年我国 18 ～ 59 岁流动人口的低 HDL-C 血症患病率为 25.6%，其中男性为 32.2%、女性为 16.6%。男性人群中，以 30 ～ 39 岁组的低 HDL-C 血症患病率最高（34.3%）、50 ～ 59 岁组最低（29.8%）；女性人群中，以 40 ～ 49 岁组的低 HDL-C 血症患病率最高（18.3%）、50 ～ 59 岁组最低（17.5%）。

制造业、批发零售业、住宿餐饮业、社会服务业、建筑业和其他行业的流动人口低 HDL-C 血症患病率分别为 24.8%、28.2%、24.0%、25.8%、27.4% 和 24.3%。见表 2-43。

表 2-43 不同性别、年龄和行业流动人口的低 HDL-C 血症患病率（%）

		合计	制造业	批发零售业	住宿餐饮业	社会服务业	建筑业	其他行业
合计	小计	25.6	24.8	28.2	24.0	25.8	27.4	24.3
	18～29岁	23.3	23.2	25.8	21.2	23.8	25.7	21.7
	30～39岁	26.8	25.8	29.1	25.4	26.2	29.1	25.9
	40～49岁	27.2	26.2	29.5	26.5	28.5	27.7	25.5
	50～59岁	27.8	28.3	31.3	28.2	28.6	23.2	26.9
男	小计	32.2	31.3	36.4	32.8	35.6	29.2	30.2
	18～29岁	30.1	29.8	34.4	29.5	33.1	27.5	27.9
	30～39岁	34.3	33.2	37.8	35.9	38.1	31.5	32.4
	40～49岁	32.5	31.6	36.7	33.9	37.2	29.2	29.9
	50～59岁	29.8	30.5	34.0	33.0	31.5	23.4	29.0
女	小计	16.6	16.6	19.6	15.3	15.6	16.2	14.4
	18～29岁	15.4	15.7	18.5	12.9	14.7	14.7	13.9
	30～39岁	17.1	16.9	20.5	15.6	15.2	16.5	14.2
	40～49岁	18.3	18.7	19.4	18.8	18.3	17.0	15.9
	50～59岁	17.5	13.9	20.0	16.9	19.2	17.1	16.8

（4）高甘油三酯（TG）血症患病率：2012 年我国 18 ～ 59 岁流动人口的高 TG 血症患病率为 13.0%，其中男性为 18.4%、女性为 5.8%。男性人群中，以 40 ～ 49 岁组的高 TG 血症患病率最高（24.6%）、18 ～ 29 岁组最低（10.3%）；女性人群中，以 50 ～ 59 岁组的高 TG 血症患病率最高（17.7%）、18 ～ 29 岁组最低（3.2%）。

制造业、批发零售业、住宿餐饮业、社会服务业、建筑业和其他行业的流动人口高 TG 血症患病率分别为 11.3%、13.4%、12.4%、13.1%、17.3% 和 14.3%。见表 2-44。

表 2–44 不同性别、年龄和行业流动人口的高 TG 血症患病率（%）

		合计	制造业	批发零售业	住宿餐饮业	社会服务业	建筑业	其他行业
合计	小计	13.0	11.3	13.4	12.4	13.1	17.3	14.3
	18～29岁	7.0	6.3	6.4	6.4	7.7	9.6	8.3
	30～39岁	14.9	13.8	13.9	14.5	15.2	19.9	16.2
	40～49岁	19.1	17.8	20.5	18.7	18.7	19.9	19.4
	50～59岁	21.2	21.9	21.7	22.1	23.0	18.3	20.9
男	小计	18.4	16.5	20.4	19.1	19.7	18.8	18.6
	18～29岁	10.3	9.5	10.8	10.0	10.8	10.5	11.4
	30～39岁	21.8	20.8	22.2	23.2	25.3	22.3	21.1
	40～49岁	24.6	23.9	26.9	28.0	26.6	21.1	23.6
	50～59岁	21.8	22.5	22.2	25.4	24.6	18.4	21.5
女	小计	5.8	4.9	6.1	5.6	6.2	7.9	6.8
	18～29岁	3.2	2.5	2.7	2.7	4.6	4.2	4.4
	30～39岁	6.0	5.4	5.8	6.3	5.8	7.3	7.3
	40～49岁	10.2	9.7	11.5	9.2	9.7	11.1	10.4
	50～59岁	17.7	17.8	19.5	14.2	17.9	16.6	18.0

3. 小结

（1）2012 年我国 18 ～ 59 岁流动人口的高 TC 血症患病率为 4.9%，男性（6.4%）高于女性（3.0%）。随年龄增长而升高。以建筑业人员最高（7.0%），社会服务业人员最低（4.3%）。

（2）流动人口的高 LDL-C 血症患病率为 1.8%，男性（2.3%）高于女性（1.1%）。随年龄增长而升高。以建筑业人员最高（2.3%），社会服务业人员最低（1.5%）。

（3）流动人口的低 HDL-C 血症患病率为 25.6%，男性（32.2%）高于女性（16.6%）。随年龄增长有波动。以建筑业人员最高（27.4%），住宿餐饮业人员最低（24.0%）。

（4）2012 年我国 18 ～ 59 岁流动人口的高 TG 血症患病率为 13.0%，男性（18.4%）高于女性（5.8%）。随年龄增长而升高。以建筑业人员最高（17.3%），制造业人员最低（11.3%）。

第三章

2012年流动人口专题调查结果与2010年常住居民监测结果比较（18～59岁）

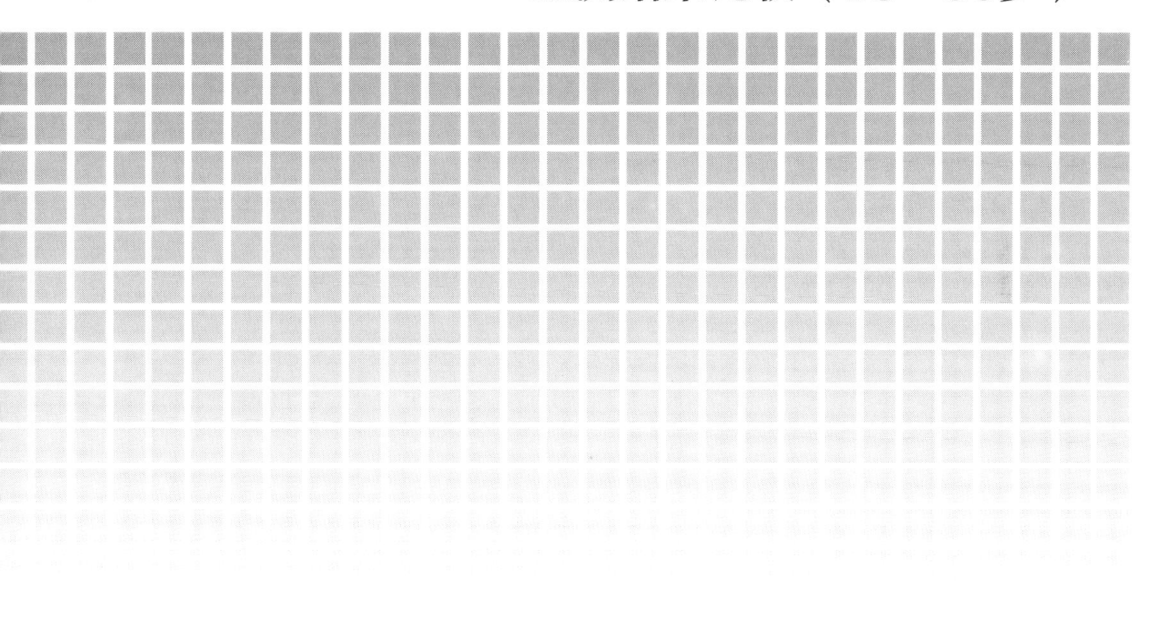

一、2012 年流动人口专题调查与 2010 年常住居民监测样本情况

2010 年中国慢性病及其危险因素监测的有效样本中，18 ~ 59 岁常住居民共 78 677 人。其中男性 35 623 人，标化构成比为 50.8%；女性 43 054 人，标化构成比为 49.2%。2012 年流动人口专题调查的有效样本经标化后，分性别、年龄构成与 2010 年基本一致。见表 3-1。

表 3-1　2010 年常住居民与 2012 年就业流动人口（18 ~ 59 岁）调查样本情况

		2010 年		2012 年	
		人数	标化构成比（%）	人数	标化构成比（%）
合计	小计	78 677	100.0	48 704	100.0
	18 ~ 29岁	14 711	30.5	16 634	30.7
	30 ~ 39岁	18 010	24.6	12 830	24.6
	40 ~ 49岁	24 989	26.4	13 963	26.4
	50 ~ 59岁	20 967	18.4	5277	18.3
男	小计	35 623	50.8	26 888	45.3
	18 ~ 29岁	7241	15.4	9016	15.5
	30 ~ 39岁	8056	12.5	6850	12.6
	40 ~ 49岁	10 986	13.5	7687	13.4
	50 ~ 59岁	9340	9.4	3335	9.3
女	小计	43 054	49.2	21 816	54.7
	18 ~ 29岁	7470	15.1	7618	9.5
	30 ~ 39岁	9954	12.0	5980	12.7
	40 ~ 49岁	14 003	13.0	6276	17.8
	50 ~ 59岁	11 627	9.1	1942	14.8

二、慢性病相关危险因素

（一）吸烟行为

2012 年我国 18 ~ 59 岁流动人口的标化现在吸烟率和现在每日吸烟率分别为 29.1% 和 25.4%，其中男性分别为 55.4% 和 48.5%、女性分别为 2.0% 和 1.4%。2010 年我国 18 ~ 59 岁常住居民的标化现在吸烟率和现在每日吸烟率分别为 28.6% 和 25.1%，其中男性分别为 54.3% 和 47.8%、女性分别为 2.0% 和 1.6%。2012 年我国 18 ~ 59 岁流动人口与 2010 年我国 18 ~ 59 岁常住居民的标化现在吸烟率和现在每日吸烟率相比，不论总体还是不同性别，均没有明显差异（表 3-2）。

2012 年我国 18 ~ 59 岁流动人口的标化每日吸烟者人均每日吸烟量为 16.2 支，其中男性为 16.4 支、女性为 11.2 支。2010 年我国 18 ~ 59 岁常住居民中标化每日吸烟者人均每日吸烟量为 17.8 支，男性、女性分别为 17.9 和 13.6 支。2012 年我国 18 ~ 59 岁流动人

口的标化每日吸烟者人均每日吸烟量与2010年我国18 ~ 59岁常住居民相比，不论总体还是不同性别，流动人口均稍低。

2012年我国18 ~ 59岁流动人口的标化戒烟率和成功戒烟率分别为11.7%和7.6%，其中男性分别为11.5%和7.5%、女性分别为17.5%和11.0%。2010年我国18 ~ 59岁常住居民的标化戒烟率和成功戒烟率分别为12.0%和8.2%，其中男性分别为11.6%和7.9%、女性分别为21.3%和15.7%。2012年我国18 ~ 59岁流动人口的标化戒烟率和标化成功戒烟率与2010年我国18 ~ 59岁常住居民相比，总体和男性人群的结果没有明显差异，但女性流动人口低于2010年常住女性居民。

（二）饮酒水平

2012年我国18 ~ 59岁流动人口的标化30天内饮酒率和12个月内饮酒率分别为39.5%和46.7%，其中男性标化30天内饮酒率和12个月内饮酒率分别为56.8%和70.2%、女性30天内饮酒率和12个月内饮酒率分别为13.5%和22.5%。2010年我国18 ~ 59岁常住居民的标化30天内饮酒率和12个月内饮酒率分别为30.1%和38.3%，其中男性分别为49.7%和60.3%、女性分别为9.8%和15.6%。2012年我国18 ~ 59岁流动人口的标化30天内饮酒率和12个月内饮酒率与2010年我国18 ~ 59岁常住居民相比，不论总体还是不同性别，流动人口均较高。

2012年我国18 ~ 59岁流动人口的标化每周饮酒5天及以上者比例为15.8%，其中男性标化每周饮酒5天及以上者比例为19.0%、女性每周饮酒5天及以上者比例为5.4%。2010年我国18 ~ 59岁常住居民的标化每周饮酒5天及以上者比例为22.3%，男性、女性分别为25.9%和7.5%。2012年我国18 ~ 59岁流动人口的标化每周饮酒5天及以上者比例与2010年我国18 ~ 59岁常住居民相比，不论总体还是不同性别，流动人口均较低。

2012年我国18 ~ 59岁流动人口的标化危险饮酒率和有害饮酒率分别为6.4%和6.4%，其中男性标化危险饮酒率和有害饮酒率分别为7.5%和7.8%、女性标化危险饮酒率和有害饮酒率分别为2.9%和1.6%。2010年我国18 ~ 59岁常住居民的标化危险饮酒率和有害饮酒率分别为7.8%和8.8%，其中男性分别为9.0%和10.6%、女性分别为2.9%和1.6%。2012年我国18 ~ 59岁流动人口的标化危险饮酒率和有害饮酒率与2010年我国18 ~ 59岁常住居民相比，不论总体还是不同性别，流动人口均稍低。

（三）膳食

2012年我国18 ~ 59岁流动人口的标化蔬菜水果摄入不足比例为43.7%，其中男性为45.9%、女性为41.4%。2010年我国18 ~ 59岁常住居民的标化蔬菜水果摄入不足比例为51.4%，其中男性为53.2%、女性为49.6%。2012年我国18 ~ 59岁流动人口的标化蔬菜水果摄入不足比例与 2010 年我国 18 ~ 59 岁常住居民相比，不论总体还是不同性别，流动人口均较低（表 3-2）。

2012 年我国 18 ~ 59 岁流动人口的标化红肉摄入过多比例为 34.6%，其中男性为 41.6%、女性为 27.0%。2010 年我国 18 ~ 59 岁常住居民的标化红肉摄入过多比例为 30.1%，其中男性为 36.7%、女性为 23.3%。2012 年我国 18 ~ 59 岁流动人口的标化红肉摄入过多比例与 2010 年我国 18 ~ 59 岁常住居民相比，不论总体还是不同性别，流动人口均较高。

（四）身体活动

2012 年我国 18 ~ 59 岁流动人口的标化经常锻炼率和从不锻炼率分别为 19.7% 和 72.1%，其中男性分别为 20.6% 和 70.2%、女性分别为 18.8% 和 74.1%。2010 年我国 18 ~ 59 岁常住居民的标化经常锻炼率和从不锻炼率分别为 12.3% 和 82.5%，其中男性分别为 13.7% 和 79.7%、女性分别为 10.8% 和 85.3%。2012 年我国 18 ~ 59 岁流动人口的标化经常锻炼率和从不锻炼率与 2010 年我国 18 ~ 59 岁常住居民相比，不论总体还是不同性别，流动人口的经常锻炼率较高，而从不锻炼率较低。2012 年我国 18 ~ 59 岁流动人口标化日均静态行为时间为 4.8 小时，其中男性为 4.6 小时、女性为 4.9 小时。2010 年我国 18 ~ 59 岁常住居民的标化日均静态行为时间也为 4.8 小时，其中男性为 4.8 小时、女性为 4.7 小时。2012 年我国 18 ~ 59 岁流动人口的标化日均静态行为时间与 2010 年我国 18 ~ 59 岁常住居民相同（表 3-2）。

表 3-2　2012 年流动人口与 2010 年常住居民与慢病相关的危险因素指标比较

指标	男性		女性		合计	
	2010 年	2012 年	2010 年	2012 年	2010 年	2012 年
吸烟与戒烟						
现在吸烟率（%）	54.3	55.4	2.0	2.0	28.6	29.1
现在每日吸烟率（%）	47.8	48.5	1.6	1.4	25.1	25.3
戒烟率（%）	12.0	11.5	21.3	17.5	12.0	11.7
成功戒烟率（%）	8.2	7.5	15.7	11.0	8.2	7.6
饮酒						
30天内饮酒率（%）	49.7	56.8	9.8	13.5	30.1	39.5
12个月内饮酒率（%）	60.3	70.2	15.6	22.5	38.3	46.7
每周饮酒5天以上者比例（%）	25.9	19.0	7.5	5.4	22.3	15.8
危险饮酒率（%）	9.0	7.5	2.9	2.9	7.8	6.4
有害饮酒率（%）	10.6	7.8	1.6	1.6	8.8	6.4
膳食						
蔬菜和水果摄入不足比例（%）	53.2	45.9	49.6	41.4	51.4	43.7
红肉摄入过多比例（%）	36.7	41.6	23.3	27.0	30.1	34.6

续表

指标	男性		女性		合计	
	2010 年	2012 年	2010 年	2012 年	2010 年	2012 年
身体活动						
经常锻炼率（%）	13.7	20.6	10.8	18.8	12.3	19.7
从不锻炼率（%）	79.7	70.2	85.3	74.1	82.5	72.1
日均静态行为时间（小时）	4.8	4.6	4.7	4.9	4.8	4.8

三、主要慢性病

（一）超重和肥胖

2012 年我国 18 ~ 59 岁流动人口的标化超重率和肥胖率分别为 32.8% 和 11.5%，其中男性分别为 36.3% 和 13.6%、女性分别为 29.2% 和 9.4%。2010 年我国 18 ~ 59 岁常住居民的标化超重率和肥胖率分别为 30.3% 和 11.8%，其中男性分别为 32.0% 和 12.6%、女性分别为 28.6% 和 11.3%。2012 年我国 18 ~ 59 岁流动人口的标化超重率与 2010 年我国 18 ~ 59 岁常住居民相比，流动人口总体和男性的标化超重率高于常住居民，女性无明显差别；男性流动人口的标化肥胖率略高于常住男性居民，女性则略低于常住女性居民（表 3-3）。

（二）高血压及其控制

2012 年我国 18 ~ 59 岁流动人口的标化高血压患病率为 20.7%，其中男性为 25.0%、女性为 16.4%。2010 年我国 18 ~ 59 岁常住居民的标化高血压患病率为 26.8%，其中男性为 29.7%、女性为 23.8%。2012 年我国 18 ~ 59 岁流动人口的标化高血压患病率与 2010 年我国 18 ~ 59 岁常住居民相比，流动人口中男性和女性均低于常住居民（表 3-3）。

2012 年我国 18 ~ 59 岁流动人口的标化高血压知晓率为 29.7%，其中男性为 27.3%、女性为 33.3%。2010 年我国 18 ~ 59 岁常住居民的标化高血压知晓率为 30.8%，其中男性为 28.2%、女性为 34.2%。2012 年我国 18 ~ 59 岁流动人口的标化高血压知晓率与 2010 年我国 18 ~ 59 岁常住居民相比几乎没有差别。

2012 年我国 18 ~ 59 岁流动人口中高血压患者的标化高血压治疗率为 18.2%，其中男性为 15.0%、女性为 23.3%。2010 年我国 18 ~ 59 岁常住居民中高血压患者的标化高血压治疗率为 19.3%，其中男性为 16.5%、女性为 22.9%。2012 年我国 18 ~ 59 岁流动人口中高血压患者的标化高血压治疗率与 2010 年 18 ~ 59 岁常住居民相近。2012 年流动人口中，已明确诊断的高血压患者的标化高血压知晓治疗率为 59.8%，其中男性为 53.4%、女性为 68.1%。2010 年我国 18 ~ 59 岁常住居民中已明确诊断的高血压患者的高血压知晓治疗率为 60.7%，其中男性为 56.8%、女性为 64.8%。与 2010 年我国 18 ~ 59 岁常住居民相比，2012 年流动人口中已明确诊断的高血压患者的标化高血压知晓治疗率男性低、女性较高。

2012 年我国 18 ~ 59 岁流动人口中高血压患者的标化高血压控制率为 4.9%，其中男性为 3.6%、女性为 6.8%。2010 年我国 18 ~ 59 岁常住居民中高血压患者的标化高血压控制率为 3.8%，其中男性为 3.5%、女性为 4.2%。2012 年我国 18 ~ 59 岁流动人口中高血压患者的标化高血压控制率与 2010 年我国 18 ~ 59 岁常住居民相比，男性相近、女性较高。2012 年我国 18 ~ 59 岁流动人口中近 2 周服药的高血压患者的标化高血压治疗控制率为 26.6%，其中男性为 24.1%、女性为 29.1%。2010 年我国 18 ~ 59 岁常住居民中近 2 周服药的高血压患者的标化高血压治疗控制率为 19.9%，其中男性为 21.5%、女性为 18.4%。与 2010 年我国 18 ~ 59 岁常住居民相比，2012 年流动人口中近 2 周服药的高血压患者的标化高血压治疗控制率男性和女性均较高。

2012 年我国 18 ~ 59 岁流动人口中已确诊的高血压患者标化社区健康管理率为 20.1%，参与管理者中的标化规范管理率为 30.5%。2010 年我国 18 ~ 59 岁常住居民中已确诊的高血压患者标化社区健康管理率为 49.6%，参与管理者中的标化规范管理率为 57.9%。2012 年流动人口中已确诊的高血压患者标化社区健康管理率及参与管理者中的规范管理率明显较低。

（三）糖尿病及其控制

2012 年我国 18 ~ 59 岁流动人口的标化糖尿病患病率为 6.7%，其中男性为 7.9%、女性为 5.6%。2010 年我国 18 ~ 59 岁常住居民的标化糖尿病患病率为 7.8%，其中男性为 8.9%、女性为 6.6%。与 2010 年我国 18 ~ 59 岁常住居民相比，2012 年流动人口的标化糖尿病患病率男性和女性均低于常住居民（表 3-3）。

2012 年我国 18 ~ 59 岁流动人口的标化糖尿病知晓率为 35.8%，其中男性为 32.3%、女性为 40.8%。2010 年我国 18 ~ 59 岁常住居民的标化糖尿病知晓率为 33.4%，其中男性为 33.7%、女性为 33.0%。与 2010 年我国 18 ~ 59 岁常住居民相比，2012 年流动人口的标化糖尿病知晓率女性较低，而男性相当。

2012 年我国 18 ~ 59 岁流动人口中糖尿病患者的标化糖尿病治疗率为 30.7%，其中男性为 27.7%、女性为 35.1%。2010 年我国 18 ~ 59 岁常住居民中糖尿病患者的标化糖尿病治疗率为 30.7%，其中男性为 30.9%、女性为 30.5%。与 2010 年我国 18 ~ 59 岁常住居民相比，2012 年流动人口中男性糖尿病患者的标化糖尿病治疗率较高、女性较低。18 ~ 59 岁流动人口中已明确诊断的糖尿病患者的糖尿病知晓治疗率为 85.8%，其中男性为 85.6%、女性为 86.0%。2010 年我国 18 ~ 59 岁常住居民中已明确诊断的糖尿病患者的标化糖尿病知晓治疗率为 91.8%，其中男性为 91.4%、女性为 92.3%。与 2010 年我国 18 ~ 59 岁常住居民相比，2012 年流动人口中已明确诊断的糖尿病患者的标化糖尿病知晓治疗率较低。

2012 年我国 18 ~ 59 岁流动人口中糖尿病患者的标化糖尿病控制率为 30.7%，其中男性为 28.1%、女性为 34.5%。2010 年我国 18 ~ 59 岁常住居民中糖尿病患者的标化糖尿病控制率为 26.7%，其中男性为 25.5%、女性为 28.4%。与 2010 年我国 18 ~ 59 岁常住居民相比，2012 年流动人口的标化控制率较高。18 ~ 59 岁流动人口中采取措施治疗的糖尿病患者的标化糖尿病治疗控制率为 36.4%，其中男性为 32.4%、女性为 41.1%。2010 年我国 18 ~ 59 岁常住居民中采取措施治疗的患者的糖尿病标化治疗控制率为 33.6%，其中男性为 33.4%、女性为 34.0%。与 2010 年我国 18 ~ 59 岁常住居民相比，2012 年流动人口中采取措施治疗的糖尿病患者的糖尿病标化治疗控制率男性和女性均较高。

2012 年我国 18 ~ 59 岁流动人口中已确诊的糖尿病患者的标化社区健康管理率为 19.9%，参与管理者中的标化规范管理率为 38.4%。2010 年我国 18 ~ 59 岁常住居民中已确诊的糖尿病患者的标化社区健康管理率为 51.0%，参与管理者中的标化规范管理率为 49.5%。2012 年流动人口中已确诊的糖尿病患者的标化社区健康管理率及参与管理者中的规范管理率明显较低。

（四）血脂异常

2012 年我国 18 ~ 59 岁流动人口的标化高 TC 血症患病率为 6.2%，其中男性为 7.0%、女性为 5.3%。2010 年我国 18 ~ 59 岁常住居民的标化高 TC 血症患病率为 3.0%，其中男性为 3.5%、女性为 2.4%。与 2010 年我国 18 ~ 59 岁常住居民相比，2012 年流动人口的标化高 TC 血症患病率高于常住居民（表 3-3）。

2012 年我国 18 ~ 59 岁流动人口的标化高 LDL-C 血症患病率为 2.2%，其中男性为 2.5%、女性为 1.8%。2010 年我国 18 ~ 59 岁常住居民的标化高 LDL-C 血症患病率为 1.9%，其中男性为 2.2%、女性为 1.6%。与 2010 年我国 18 ~ 59 岁常住居民相比，2012 年流动人口的标化高 LDL-C 血症患病率与常住居民相近。

2012 年我国 18 ~ 59 岁流动人口的标化低 HDL-C 血症患病率为 24.3%，其中男性为 31.4%、女性为 17.0%。2010 年我国 18 ~ 59 岁常住居民的标化低 HDL-C 血症患病率为 45.5%，其中男性为 51.8%、女性为 38.9%。与 2010 年我国 18 ~ 59 岁常住居民相比，2012 年流动人口的标化低 HDL-C 血症患病率明显较低。

2012 年我国 18 ~ 59 岁流动人口的标化 TG 血症患病率为 13.8%，其中男性为 18.8%、女性为 8.6%。2010 年我国 18 ~ 59 岁常住居民的标化高 TG 血症患病率为 11.3%，其中男性为 14.9%、女性为 7.6%。与 2010 年我国 18 ~ 59 岁常住居民相比，2012 年流动人口的标化高 TG 血症患病率高于常住居民。

表 3-3　2010 年常住居民与 2012 年流动人口的主要慢性病指标比较（%）

指标	男性		女性		合计	
	2010 年	2012 年	2010 年	2012 年	2010 年	2012 年
超重和肥胖						
超重率	32.0	36.3	28.6	29.2	30.3	32.8
肥胖率	12.6	13.6	11.3	9.4	11.8	11.5
高血压						
高血压患病率	28.9	25.0	23.1	16.4	26.0	20.7
高血压知晓率	28.2	27.3	34.2	33.3	30.8	29.7
高血压治疗率	16.5	15.0	22.9	23.3	19.3	18.2
高血压知晓治疗率	56.8	53.4	64.8	68.1	60.7	59.8
高血压控制率	3.5	3.6	4.2	6.8	3.8	4.9
高血压治疗控制率	21.5	24.1	18.4	29.1	19.9	26.6
高血压患者健康管理率	47.8	14.8	51.7	26.3	49.6	20.1
参加管理高血压患者规范管理率	57.8	22.0	57.9	36.0	57.9	30.5
糖尿病						
糖尿病患病率	8.9	7.9	6.6	5.6	7.8	6.7
糖尿病知晓率	33.7	32.3	33.0	40.8	33.4	35.8
糖尿病治疗率	30.9	27.7	30.5	35.1	30.7	30.7
糖尿病知晓治疗率	91.4	85.6	92.3	86.0	91.8	85.8
糖尿病控制率	25.5	27.9	28.4	34.2	26.7	30.5
糖尿病治疗控制率	33.4	38.8	34.0	42.5	33.6	40.1
糖尿病患者健康管理率	50.2	15.8	52.1	24.7	51.0	19.9
参加管理糖尿病患者规范管理率	50.3	36.6	48.2	39.8	49.5	38.4
血脂异常						
高TC血症患病率	3.5	7.0	2.5	5.3	3.0	6.2
高LDL-C血症患病率	2.1	2.5	1.6	1.8	1.9	2.2
低HDL-C血症患病率	51.7	31.4	39.1	17.0	45.5	24.3
高TG血症患病率	14.7	18.8	7.8	8.6	11.3	13.8

第四章　主要发现和建议

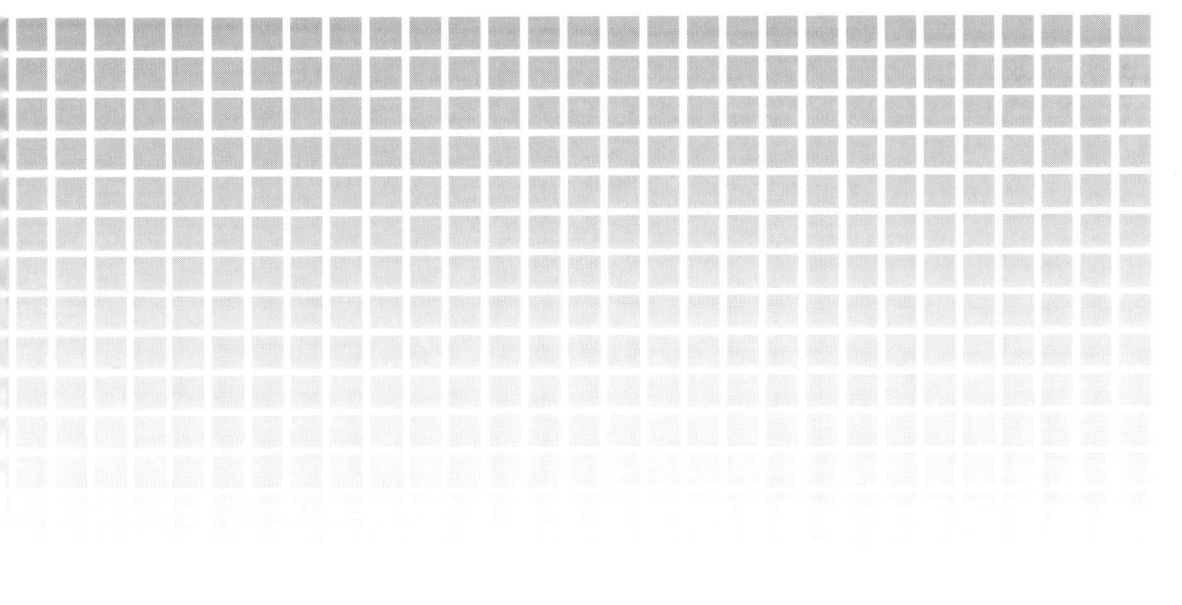

2010年全国第六次人口普查结果显示，我国的流动人口总数达到2.21亿，占全国人口的比重由2000年的11.6%上升到2010年的19.6%，这意味着我国每6个人中就有1人是流动人口。自2010年起，原国家人口与计划生育委员会每年开展一次全国范围的流动人口动态监测调查，对人口流动迁移和城镇化，流动人口的就业收入、社会融合、生育状况等热点问题进行了分析，但反映流动人口慢性病及其危险因素流行状况的基础数据尚属空白。

2012年在国家卫生和计划生育委员会（原卫生部）疾病预防控制局的领导下，中国疾控中心慢病中心首次在全国范围内组织开展了针对中国就业流动人口慢性病及其危险因素的专项调查，获得了我国流动人口慢性病及其危险因素的流行状况的第一手资料，将为制定针对流动人口的慢性病防控策略和措施提供科学数据。

一、主要发现

（一）慢性病主要危险因素在流动人口中呈较高的流行水平，建筑业较严重

大量研究证明，慢性病是可防可控的。慢性病的发生、发展与不良的生活方式和行为等危险因素密切相关，这些危险因素包括吸烟、过量饮酒、不合理的膳食和缺乏身体活动等。同时超重和肥胖也是心脑血管疾病、糖尿病等慢性病的独立危险因素。本次调查结果显示，我国18 ~ 59岁就业流动人口的主要慢性病危险因素如吸烟、蔬菜水果摄入不足、红肉摄入过多、缺乏业余身体锻炼等总体呈现较高的流行水平，男性基本高于女性；从行业来看，以建筑业的男性流动人口危险因素的高流行水平最为突出。与2010年同年龄组常住居民相比，流动人口的饮酒率和红肉摄入过多者比例高于常住居民，过量饮酒的比例、蔬菜和水果摄入不足比例以及缺乏锻炼者的比例则低于常住居民；流动人口与常住居民的吸烟情况基本相同，但是这些危险因素的流行水平均处于较高水平。慢性病主要危险因素的广泛存在也为慢性病的发生埋下了隐患，更为慢性病防治的“关口前移”敲响了警钟。危险因素的流行情况具体如下：

1. 男性流动人口的吸烟行为普遍存在，建筑业的流动人口吸烟更为严重

我国的男性流动人口中一半以上现在吸烟，现在吸烟者中绝大多数每日吸烟，并随年龄增长而上升。在六大行业中，建筑业的男性现在吸烟率、现在每日吸烟率、平均每日吸烟量均最高，但戒烟率却最低。男性吸烟者的戒烟率和成功戒烟率均以社会服务业相对较高，但处于较低的戒烟水平。女性流动人口的吸烟状况与常住居民相似，处于低水平。男性流动人口与2010年常住居民的现在吸烟率和现在每日吸烟率没有明显差别，但是吸烟者的日均吸烟量却高于常住居民，戒烟率和成功戒烟率则低于常住居民。

2. 流动人口与常住居民相比饮酒率较高，过量饮酒的比例较低，建筑业流动人口饮酒最严重

我国的男性流动人口饮酒行为普遍存在，70% 的男性过去 12 个月饮酒，超过半数男性近 30 天饮酒，尤其以中年男性和建筑业的男性饮酒比例最高，均明显高于 2010 年常住居民。男性饮酒者的饮酒频率、日均饮酒量和危险及有害饮酒比例均随着年龄增长而上升。与 2010 年常住居民相比，虽然流动人口饮酒率较高，但过量饮酒（包括危险饮酒和有害饮酒）的比例低于常住居民。六大行业中，建筑业的男性流动人口的饮酒率、日均饮酒量、有害饮酒和危险饮酒率均最高。与男性相比，女性流动人口的饮酒率及饮酒量均较低。

3. 近半数的流动人口蔬菜水果摄入不足，近 4 成的流动人口红肉摄入过多

根据 WHO 推荐的每天人均蔬菜和水果摄入不少于 400 g 的标准，我国流动人口中，虽然日均蔬菜水果摄入量（478.3 g）达到标准，但是仍有 44.1% 的流动人口蔬菜水果摄入未达到标准。与 2010 年常住居民相比，蔬菜和水果摄入不足的情况相对较好。

根据世界癌症研究基金会的推荐，猪、牛、羊肉等红肉类食物的平均日均摄入量按生重计不应超过 100 g 的标准，我国流动人口的日均红肉摄入量女性（104.7 g）稍高于标准，但男性（141.6 g）却明显高于标准；近 2/5 的流动人口红肉摄入过多。与常住居民相比，流动人口红肉的日均摄入量和红肉摄入过多比例均较高。

4. 流动人口业余经常锻炼比例较低，不同行业差异较大

我国流动人口中，仅 1/5 的人经常锻炼，同时超过 7 成的流动人口从来不锻炼。不同行业流动人口业余锻炼的比例差异较大，可能与不同职业的劳动强度有较大关系。流动人口的经常锻炼率比 2010 年常住居民高，从不锻炼率比 2010 年常住居民低。

（二）流动人口主要慢性病的患病率虽然相对较低，但管理不规范，控制效果不佳

2012 年流动人口专题调查结果显示，我国 18 ~ 59 岁流动人口的超重和肥胖及血脂异常流行情况严重，虽然高血压和糖尿病患病率相对较低，但是控制不佳，男性慢性病的患病和控制情况较女性严重。流动人口的高血压和糖尿病患者健康管理率很低，规范化管理率更低。目前来看，虽然流动人口慢性病的患病率低于常住居民，但是由于流动人口中主要危险因素的普遍存在，如果不加以控制，将来慢性病可能会猛增。从行业来看，建筑业男性流动人口的主要慢性病呈现出高于其他行业从业人员的流行水平，需要特别加以关注和控制。

1. 超过 4 成的流动人口超重或者肥胖，男性尤其严重

我国 18 ~ 59 岁流动人口中，超重和肥胖者比例超过 40%（超重率 30.4%，肥胖率 10.9%），以男性人群更为严重（超重率 35.1%，肥胖率 13.5%）。不论男性或女性，超

重率随年龄增长而上升；肥胖率男性以 30 ~ 49 岁人群最高（16.1%），女性则随年龄增长明显上升。各行业中，建筑业和批发零售业的超重和肥胖率近半数（分别为 47.7% 和 44.1%）。与 2010 年常住居民相比，流动人口的超重率高 2.5%，其中男性高 4.3%。

2. 流动人口的高血压和糖尿病患病率及有效控制状况并不乐观

我国 18 ~ 59 岁流动人口的高血压患病率为 16.2%，但男性（21.3%）的患病率比女性（9.2%）高 1 倍多。50 ~ 59 岁年龄组的流动人口高血压患病率高达 46.5%。然而高血压人群中仅有 24.3% 的人知道自己患病；知晓患病的人中，70.1% 的人采取了治疗措施，且年龄越小知晓率和治疗率越低；在采取治疗措施的流动人口中，仅 1/3 的高血压患者的血压得到有效控制，建筑业从业人员的高血压患病及其控制情况最为严重。

流动人口的糖尿病患病率虽然较低（4.8%），但其中有超过 2/3 的人不知道自身患病，知晓患病的人中虽然有 83.4% 的人采取了措施进行治疗，但其中能有效控制血糖的人不到一半（40.9%）。患病率、知晓率、治疗率随年龄增长而上升，但控制率随年龄增长而下降。建筑业从业人员依然是最应受到关注的人群，其糖尿病患病率最高、知晓率和控制率最低。

3. 流动人口的血脂异常患病率情况比常住居民严重

血脂异常尤其是高甘油三酯血症和高总胆固醇脂蛋白血症是冠心病、心肌梗死、缺血性脑卒中、糖尿病和肥胖等慢性病的重要危险因素，对生命健康危害极大。我国 18 ~ 59 岁流动人口的各类血脂异常患病率中，低高密度脂蛋白血症患病率最高（25.5%），其次为高甘油三酯血症患病率（13.0%），高总胆固醇血症患病率为 4.9%，1.8% 的人低密度脂蛋白胆固醇水平超标。各类血脂异常患病率中，均为男性高于女性，随年龄增长而上升。建筑业从业人员的患病率高于其他行业。

与 2010 年同年龄段常住居民相比，18 ~ 59 岁流动人口的高甘油三酯血症、高总胆固醇血症和高低密度脂蛋白胆固醇血症患病率均呈较高水平。

4. 流动人口的高血压和糖尿病患者的健康管理状况较差

自从 2009 年以来，我国基本公共卫生服务开始实施并不断完善，但是针对流动人口的高血压和糖尿病健康管理几乎各地很少开展。本次调查结果显示，我国 18 ~ 59 岁流动人口的高血压患者健康管理率仅为 17.2%，糖尿病患者健康管理率仅为 16.7%；在为数很少的参与管理者中，高血压规范管理率仅为 16.2%，糖尿病规范管理率仅为 23.0%。

（三）流动人口的医疗保障水平较低，难以抵御慢病风险

调查结果显示，流动人口在户籍所在地参加医疗保险的比例为 66.8%，在工作所在地参加医疗保险的比例仅为 43.4%，两地均参加医疗保险的比例为 10.3%。未参加户籍所在地医疗保险的主要原因是对医疗保险报销的制度不清楚、外地看病不报销或报销手续麻烦

等；未参加工作所在地医疗保险的主要原因是对医疗保险报销的制度不清楚、在户籍地已经参加了医疗保险、认为自己健康不用参加保险等。流动人口中，70% 为省际间流动或本省的不同地市间流动，也为医疗保险的报销带来很多不便。因此，从目前情况来看，流动人口一旦患有慢性病，现有医疗保障水平和经济收入较难维持治疗费用，从而影响慢性病的有效控制。

总之，本次调查的对象为就业流动人口，大多数为进城务工的农民工，行为生活方式逐渐与城市人群接近。同时，流动人口中大多数为男性，远离亲人，集体居住，不良的生活方式相互影响。因此，吸烟、饮酒、膳食不合理等慢性病危险因素呈现较高的流行水平，尤其建筑业最为突出。事实上，流动人口是一个通过健康选择的人群，老弱病残人群通常不会选择外出务工，只有那些自认为健康或患有轻微慢性病的人群才会选择出来工作，存在明显的“健康工人效应”。但是，慢性病潜在的危险因素却已经广泛存在，或随着生活方式的变化，不良的行为方式逐渐形成，为将来慢性病的发生埋下了严重隐患。由于大多数地区的基本公共卫生服务经费是按照户籍人口数量拨付，基层卫生服务机构的专业技术人员数量明显不足，再加上由于流动人口的流动性大，社区健康管理工作难度大，致使流动人口的慢性病健康管理几乎没有开展，大量的流动人口慢性病患者处于无人管理的状态。因此，流动人口慢性病健康管理及控制问题亟待引起有关部门的重视。

二、主要建议

目前，在我国居民慢性病已进入高增长状态的大环境下，针对流动人口的慢性病防控工作应成为全社会慢性病防控的重要组成部分，有效的流动人口慢性病防控策略和措施必将产生巨大的社会效益。《国家基本公共卫生服务规范（2011 年版）》明确规定，要将农民工及其子女等特殊人群纳入管理，为流动人口提供健康教育、预防接种、儿童保健、孕产妇保健等服务。2012 年，由原卫生部等 15 个部委颁布的《中国慢性病防治工作规划（2012 ~ 2015 年）》再次明确提出，应关注弱势群体和流动人口，提高慢性病防治的可及性、公平性和防治效果。然而，在现有的医疗体制下，流动人口慢性病健康管理在很大程度上没有被列入基本公共卫生服务之内，再加上人员流动性大、卫生资源稀缺等问题的客观存在，流动人口不能加入所在城市的职工医疗保障制度体系和城市医疗救助体系，影响了流动人员的健康状况，也影响了针对流动人口的慢性病防治工作。结合本次调查的结果，针对我国的流动人口慢性病防控工作提出以下建议：

（一）加强政府主导、多部门联动的流动人口的管理工作

随着工业化、城镇化进程加快，各地资源和经济发展的不均衡，人口迁移已经成为社会发展趋势。但是绝大多数地区尚未建立起较完善的流动人口的管理机制，流动人口基数

不清，管理不到位。因此，建立政府主导，公安、工商、社会保障、企事业单位、信息管理等多部门联动的流动人口信息管理制度，明确机构职责，定期更新流动人口信息，动态掌握我国流动人口的准确信息，为基本公共卫生服务和医疗保障管理提供服务。

（二）动态监测流动人口慢性病及其危险因素的变化趋势

在国家慢性病综合监测系统中，采用科学、合理，并兼具可操作性的方式或途径，将流动人口慢性病及其危险因素监测纳入国家慢性病综合监测工作之中，长期、连续、系统地收集分析我国流动人口慢性病及其危险因素流行状况和变化趋势的信息，为制定流动人口慢性病防控策略和措施及评价干预措施的实施效果提供科学数据。流动人口大多集中的沿海经济发达地区也可根据这个特点，定期在这些地区开展针对流动人口慢性病及其危险因素的专题调查，作为监测资料的补充。

（三）探索推进流动人口基本公共卫生服务均等化管理模式

我国大多数地区流动人口的慢性病健康管理状况不佳。根据《国家卫生计生委办公厅关于印发流动人口卫生和计划生育基本公共服务均等化试点工作方案的通知》（国卫办流管发〔2013〕35 号）要求，为进一步推进流动人口卫生和计划生育基本公共服务均等化，探索流动人口卫生和计划生育基本公共服务的工作模式和有效措施，为建立流动人口卫生和计划生育基本公共服务制度积累经验，2013 年，流动人口卫生和计划生育基本公共服务均等化试点工作已陆续在全国 27 个省（区、市）40 个市（区）启动，旨在让流动人口更加公平地享有基本公共服务。对于更多的非试点地区，特别是经济发展水平较高、流动人口较为集中的地区，建议亦可启动或者进一步完善针对流动人口慢性病防控的基本公共卫生服务。如：

1. 建立和健全流动人口健康档案

2012 年国务院发布的《卫生事业发展“十二五”规划》中提出，到 2015 年，城乡居民规范化电子健康档案的建档率要达到 75%。目前，许多地区目前尚未将流动人口作为健康档案的建档对象，也未为其提供健康管理服务。要关注流动人口的健康，需要逐步为其建立统一、规范的居民电子健康档案，及时记录和更新其健康信息，实施动态管理和定期分析，为预防控制流动人口慢性病提供基础数据。

2. 开展流动人口的慢性病健康管理

各级政府的基本公共卫生服务经费基本按照户籍人口核算下拨，在流动人口较多的地区开展针对流动人口的慢性病健康管理工作，一方面存在基本公共卫生服务经费不足的问题，另一方面基层卫生服务机构人力明显不足。因此，为了保证流动人口基本公共卫生服务的均等化，各级政府应加大基本公共卫生服务的资金和人力投入，尤其是流动人口较多的地区；加大公共卫生基本服务内容的宣传，通过流动人口的健康体检，及早发现高血压、糖尿病等慢性病患者，通过契约式服务、患者互助小组等形式，逐步建立或加强对流动人口高血压和糖尿病等慢性病的规范管理，从而有效地提高高血压和糖尿病的控制率。

（四）加强流动人口健康教育和健康促进工作

结合慢性病防控综合示范区创建工作以及全民健康生活方式行动计划，进一步完善政府主导、多部门合作、企事业单位及职工参与的健康教育和健康促进工作机制。在流动人口数量较多的社区、企业和学校等场所，定期开展基本公共服务政策宣传活动，举办慢性病防治等健康知识讲座，组织关爱流动人口的健康义诊等活动，不断提高流动人口的健康自我管理水平和健康素养，引导流动人口更好地接受服务。同时，在流动人口较多的地区或企业，营造良好生活方式的支持性环境，促进流动人口健康行为生活方式的形成。

1. 强化工作场所的健康促进活动，遏制流动人口慢性病及其危险因素的上升

我国绝大部分的流动人口是就业人口，而其中大部分在企事业单位工作，甚至在单位就餐和居住，工作场所有相对完善的管理体系和资源可供利用。在工作场所开展健康促进和慢性病防治，可有效减少误工、降低医疗花费、提高工作效率、加强文化建设、提高单位凝聚力。实施工作场所健康促进活动需要与行业主管部门、行业协会、工会和企业进行良好的沟通和协调，争取各级领导的支持，注意尽量避免影响单位的正常生产活动。具体建议如下：

（1）积极倡导和推进工作场所禁烟。通过促进企业将工作场所禁烟纳入企业内部规章制度，营造无烟工作环境，减少工作场所工作人员吸烟和二手烟暴露。推动在行业或企业内部开展戒烟竞赛、戒烟互助等活动，有医务室的企业或单位可以提供对就诊的吸烟员工的戒烟劝诫。

（2）推动单位食堂为员工提供低盐、少油的健康饮食。在有条件的企事业单位建立“健康食堂”，倡导低盐、少油的食物供应。针对不同单位职工职业活动的特点，提供科学、合理的膳食指导。对食堂的炊管人员提供有关营养与健康、科学膳食以及营养配餐方面的理论与技能培训。

（3）推广工间操、健步走等职工体育活动，提供体育锻炼设施，营造良好的健身氛围。结合各行业、各企业员工的职业性身体活动特点，有针对性地为企业员工提供体育活动指导，促进职工形成定期锻炼的习惯。推动有条件的企业在工作场所或企业生活区内的适当区域设立体育设施，开辟体育场地，为职工提供业余时间锻炼的环境。定期开展行业或企业内部的体育竞赛活动。

（4）开展体重、血压的自我管理。在工作场所设立健康小屋，提供体重秤、血压计、腰围尺等基本的测量设备，发放慢性病预防控制的宣教材料，促进员工对体重和血压的自

我管理。对体重、血压控制良好的员工给予一定的精神或物质奖励。

2. 重视对新生代流动人口的健康教育，遏制慢性病危险行为习惯的形成，延缓慢性病的发生和发展

在2.21亿流动人口中，4成为1980年后出生的80后和90后流动人口，被称为“新生代流动人口”。新生代流动人口已然成为我国就业流动人口的主力军。他们以“三高一低”为特征：受教育程度较高，职业期望值高，物质和精神享受要求高，工作耐受力低。与上一代流动人口相比，他们早早进入城市地区生活和工作，相对更易形成城市化的生活方式。有研究显示，这一代流动人口健康知识的知晓率和健康行为的形成率明显低于城市地区同龄人群，但高于农村地区居民。本次调查结果显示，虽然这一人群中存在吸烟、饮酒等行为危险因素的人的比例较高，但是危险行为的频率和强度上还低于其他年龄的流动人口，提示吸烟、过量饮酒等危险行为在许多新生代流动人口中还暂时没有形成习惯。因此，应抓住机会，防患于未然，尽早对这一群体实施干预。针对不同群体的特点，结合传统的健康教育模式，探索容易被他们接受的途径或方式，如通过网络、新型社交应用等加强对他们的健康教育，提高其健康知识水平，引导和促进其健康行为习惯的形成。

附录 1

中国疾病预防控制中心文件

中疾控社发〔2012〕274 号

中国疾病预防控制中心关于印发中国慢性病及其危险因素监测（2012）流动人口专题调查总体工作方案的通知

各省、自治区、直辖市疾病预防控制中心，新疆生产建设兵团疾病预防控制中心：

为贯彻落实《财政部、卫生部关于下达 2012 年重大公共卫生服务项目补助资金的通知》（财社〔2012〕64 号）精神，掌握我国居民中流动人口主要慢性病及其危险因素的流行现状和发展趋势，我中心组织制定了《中国慢性病及其危险因素监测（2012）流动人口专题调查总体工作方案》（详见附件）。现印发，你们请根据本方案，制定本省工作实施方案，并按照要求完成相关工作。

附件：中国慢性病及其危险因素监测（2012）流动人口专题调查总体工作方案

（此页无正文）

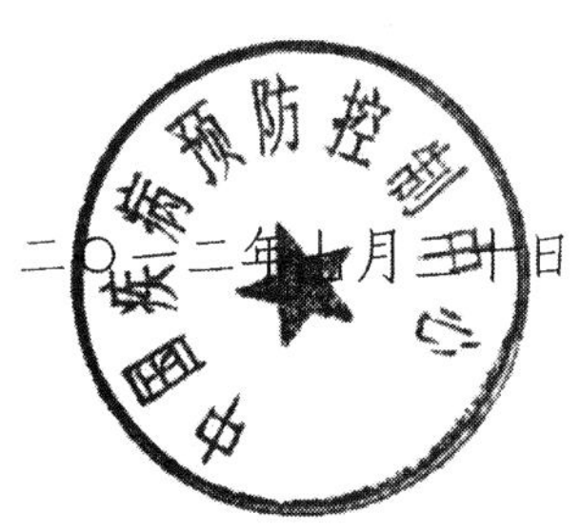

二〇一二年七月三十日

抄：卫生部疾病预防控制局，各省、自治区、直辖市卫生厅（局），新疆生产建设兵团卫生局

中国疾病预防控制中心办公室　　2012年7月31日印发

校对人：石文惠

附录 2

中国慢性病及其危险因素监测（2012）流动人口专题调查总体工作方案

一、背景

慢性非传染性疾病（以下简称“慢性病”）已成为影响我国居民健康的重要公共卫生问题。研究证明，吸烟、过量饮酒、不合理的膳食、身体活动缺乏等行为与生活方式是心血管疾病、癌症、呼吸系统疾病、糖尿病等主要慢性病的共同危险因素。2004、2007 和 2010 年，中国疾病预防控制中心慢性非传染性疾病预防控制中心（简称中国疾控中心慢病中心）组织开展了 3 次针对常住居民的慢性病及危险因素监测工作，为国家制定慢性病防治规划、相关政策和干预策略及措施提供了有力证据。

随着我国社会经济的发展和城市化进程的加快，包括慢性病及其危险因素在内的流动人口健康问题也逐渐引起高度关注。国家统计局的资料显示，2011 年，全国人户分离的人口为 2.71 亿，比上年增加 977 万人；其中，流动人口为 2.30 亿，比上年增加 828 万人。《中国流动人口发展报告（2011）》显示，我国劳动年龄流动人口的就业率为 87.1%。流动人口离开原住地后，在参与现住地工作和生活的过程中，其社会地位、经济水平、生活方式、医疗保障状况等都直接或间接地影响他们的慢性病相关行为，并进而影响他们的健康状况。

有关数据表明，我国数量庞大的流动人口还将继续增加。另外，流动人口的医疗保障制度不健全，健康体检缺乏，因病致贫、因病返贫现象严重。目前，我国关于流动人口慢性病及其危险因素流行状况的资料欠缺，针对流动人口的慢性病预防控制的策略和措施也相对不足。因此，开展流动人口的慢性病及其危险因素专题调查已经成为当务之急。

根据《财政部、卫生部关于下达 2012 年重大公共卫生服务项目补助资金的通知（财社〔2012〕64 号）》的要求，原卫生部将在 2012 年开展中国慢性病及其危险因素监测流动人口专题调查（以下简称慢性病监测流动人口专题调查），特制定本方案。

二、目标

（一）总目标

掌握我国就业流动人口慢性病的主要危险因素、主要慢性病的患病及控制情况；了解就业流动人口的经济水平、教育程度、卫生服务利用、医疗保障等社会决定因素的有关信息；为制定和评价慢性病预防控制策略和措施以及流动人口基本公共卫生服务均等化等提供科学依据。

（二）具体目标

1．掌握我国不同地区、不同行业就业流动人口慢性病的主要危险因素（包括吸烟、过量饮酒、不合理的膳食和身体活动不足等）的流行水平。

2．掌握我国不同地区、不同行业就业流动人口的身高、体重、腰围、血压等指标的分布情况。

3．掌握我国不同地区、不同行业就业流动人口的超重/肥胖、高血压、糖尿病、心脑血管事件等主要慢性病的患病及控制情况。

4．了解我国不同地区、不同行业就业流动人口的高血压、糖尿病患者基本公共卫生服务社区管理状况，口腔卫生、睡眠、健康体检、社会支持和生活满意度以及卫生服务利用状况。

5．了解我国不同地区、不同行业就业流动人口的经济水平、教育程度以及相关政策等社会决定因素与其慢性病及危险因素水平的关联性。

三、调查范围

（一）调查点的确定

中国慢性病及其危险因素监测（2012）流动人口专题调查工作在31个省（自治区、直辖市）和新疆生产建设兵团共170个县（区、团）开展。调查点的确定方法如下：根据调查地区流动人口的数量，对全国疾病监测系统的原有监测点进行部分调整，并对北京、上海、天津、重庆4个直辖市各增补2个调查点，最终确定170个流动人口专题调查点［表　中国慢性病及其危险因素监测（2012）流动人口专题调查点名单］。

（二）调查对象及确定方法

1．调查对象　调查对象为调查地区18岁及18岁以上的就业流动人口（即外来务工和经商人员），并符合以下条件：①居住地和户口登记地所在的县（区）不同，但排除同一市内的跨区人口（如户籍在北京市东城区，居住在西城区不算做流动人口，但是户籍在密云县，居住在西城区则算作流动人口）。②过去的12个月内在调查县（区）居住6个月以上。学生、无业人员、探亲访友者等外来的非当地就业人口不纳入本次调查的范围内。

2．抽样方法　本次调查采取按行业分层多阶段整群抽样的方法选取调查对象，即对制造业、批发零售业、住宿餐饮业、社会服务业、建筑业及其他（包括农、林、牧、渔业，电力、热力、燃气及水生产和供应业）六大类行业的就业流动人口进行调查。对每个行业的流动人口进行等额抽样，即每个调查点每类行业调查不少于 50 人，总计不少于 300 人；全国共计调查 51 000 人。具体抽样方法见《中国慢性病及其危险因素监测（2012）流动人口专题调查抽样方案》。

四、调查内容与方法

本次调查包括询问调查、身体测量和实验室检测三部分内容。

（一）询问调查

问卷由经过统一培训的调查员以面对面询问的方式进行调查，不可由调查对象自填。

问卷包括基本信息、吸烟、饮酒、饮食、身体活动状况，血压、血糖、血脂等信息，健康状况，社会支持和满意度，卫生服务利用及口腔健康状况等内容。

（二）身体测量

身体测量内容包括身高、体重、腰围和血压。

身高测量采用长度为 2.0 m、精确度为 0.1 cm 的身高计；体重测量采用最大称量为 150 kg、精确度为 0.1 kg 的电子体重计；腰围测量采用长度为 1.5 m，宽度为 1 cm，精确度为 0.1 cm 的腰围尺；血压测量使用电子血压计。

（三）实验室检测

本次调查采集所有调查对象的空腹静脉血、指尖血和口服 75 g 葡萄糖后 2 小时的静脉血（有糖尿病病史者不服糖）。检测指标包括血糖、血脂、胰岛素、糖化血红蛋白等。其中血糖由调查点通过考核合格的实验室进行检测；其他血液样品在调查现场进行离心和分离，并按要求保存，由调查点在 1 个月内送至国家指定的检测机构进行统一检测。

五、现场调查

（一）调查前准备

1. 现场宣传和动员 各省和各调查点根据当地的实际情况，采取多种形式开展宣传动员工作。根据行业特征采取不同的宣传和动员策略，如对制造业、建筑业等，着重争取企业负责人的配合；对批发零售业，着重争取批发市场、商业管理部门的支持；对住宿餐饮业，可利用已有的卫生部门对从业人员健康体检的业务联系进行沟通等。向有关负责人介绍流动人口慢性病调查的意义和目的。依靠当地政府、基层组织和有关部门的领导和支持，掌握流动人口情况，做好预约，争取调查对象的理解、支持和配合。

2. 抽样准备 各调查点应按照要求做好抽样前期的准备工作，包括从辖区有关部门了解当地流动人口集中的行业、主要功能机构的分布情况等，报送各省级疾控中心审核后，再进行调查对象确定工作。

省级疾控中心于调查点现场调查开始 1 周前，抽样结果反馈给各调查点并上报给中国疾控中心慢病中心。

各调查点根据省级疾控中心审核后的功能机构及样本量抽取结果，组织开展现场调查。

3. 人员培训 中国疾控中心慢病中心对省级和新增及替换的调查点骨干进行培训；各省按照国家工作方案并结合实际情况进行二级培训，所有参加调查工作的人员均须经过培训并考核合格后方可参加调查。

4. 调查场所 采取集中调查的方式，一般在抽中的功能机构所在地或邻近场所进行。调查场所应包括登记区、问卷调查区、身体测量区和采血及血样处理区。

5. 调查问卷及相关资料 中国疾控中心慢病中心负责统一编写《中国慢性病及其危险因素监测（2012）流动人口专题调查问卷》《中国慢性病及其危险因素监测（2012）流动人口专题调查工作手册》《中国慢性病及其危险因素监测（2012）流动人口专题调查实验室工作手册》和《中国慢性病及其危险因素监测（2012）流动人口专题调查数据录入与管理手册》，并提供电子版。以上资料均由各省自行印制。

6. 编码条 为保证所有调查对象信息的可识别性，中国疾控中心慢病中心确定统一的编码原则，并对调查点、行业分类和调查对象进行统一编码。编码分为个人编码和采血编码，采血编码使用二维码。编码条由各省或各调查点自行印制。

（二）现场实施

1. 任务与流程 每个调查点应完成 300 份问卷、身体测量和实验室检测，完成全部调查内容的调查对象比例应在 95% 以上。

现场实施分三步进行：第一步，对抽中的功能机构进行摸底，填写功能机构内的部门设置及流动人口信息，抽取符合条件的调查对象，并预约调查对象参加集中现场调查。第二步，现场集中调查，首先登记、核对调查对象是否为抽样对象，确认后签署知情同意书；然后采集空腹血样；口服葡萄糖水后开始进行身体测量和（或）询问调查；再采集服糖后 2 小时的血样，回收调查问卷和体检表，审核无误后结束现场调查。第三步，在当地完成空腹及服糖后 2 小时血糖的检测；其余血液样品按规定送至国家指定的检测机构；对审核后的问卷按照方案要求进行录入并按要求上报。

在现场实施期间，各省和各调查点应及时总结并解决存在的问题，并定期将工作进展上报中国疾控中心慢病中心。

2. 现场调查 人员安排调查点应按照现场调查任务配足各环节需要的工作人员，具体应包括协调管理、登记、采血、血样处理、身体测量和询问调查。各调查点可根据本地区的人员、时间计划进度等进行调整。

3. 结果反馈 现场调查结束后 2 周内，以功能机构为单位，将身体测量和血糖检测结果以报告的方式反馈给调查对象。国家指定的检测机构在收到血样 3 个月后，将血脂、胰岛素和糖化血红蛋白检测结果由中国疾控中心慢病中心反馈给各省，各省将结果反馈给各调查点。各调查点收到结果后在 2 周内反馈给调查对象。

六、数据录入及管理

（一）数据录入

各调查点的数据录入采用慢病中心统一编制、下发的录入程序。数据录入工作应与现场调查工作同步进行，各调查点每周应由专人录入上一周完成的调查问卷。血糖检测结果应在血糖检测完成后的 1 周内录入。调查点应将本县区已完成录入并审核的数据上报省级疾控中心。具体要求见《中国慢性病及其危险因素监测（2012）数据录入与管理手册》。省级疾控中心应定期检查各调查点录入的数据质量，发现问题及时反馈。各省应定期向中国疾控中心慢病中心上报完成审核的数据库。

（二）数据备份

各调查点每天应对录入的数据进行备份，防止意外丢失。各省应至少每周对收集的数据进行一次备份。

（三）数据反馈

各省的数据上报后，中国疾控中心慢病中心将以调查点为单位进行数据清理，最后对全国的数据进行汇总以备分析，并将清理后的数据库反馈给各省，各省将数据反馈给各调查点。

七、质量控制

为保证数据的可靠性，应从以下几个环节做好质量控制工作。

（一）现场调查前期的质量控制

包括调查技术方案和调查问卷修订、物资准备、人员培训、抽样等环节的质控措施和质控指标。

（二）现场调查的质量控制

包括现场调查组织管理、询问调查、身体测量、血样采集和保存及运输、实验室检测等环节的质控措施和质控指标。

（三）现场调查结束后的质量控制

包括调查问卷保存、数据审核、数据录入、数据清理和分析等环节的质控措施和质控指标。

中国疾控中心慢病中心将对各省和调查点的调查数据进行验收。

八、项目组织实施

（一）组织形式及工作任务

原卫生部疾控局负责慢性病监测流动人口专题调查工作的总体领导和协调，定期组织检查、督导和评估。中国疾控中心慢病中心负责制定技术方案、调查问卷和培训教材；负责编制数据录入软件，汇总全国的调查资料，清理、分析、监测数据等；负责对现场调查提供技术指导和进行质量控制；负责省级、新增和置换调查点监测骨干人员的培训。

各省（自治区、直辖市）和新疆生产建设兵团的慢性病监测流动人口专题调查工作由各省（自治区、直辖市）卫生厅（局）领导，省级疾控中心成立省级现场调查工作组，根据国家的技术方案制定本省的实施方案，并负责组织实施本辖区内的调查工作；省、地市级疾控中心负责技术指导、质量控制、督导和二级培训；省级疾控中心组织本省调查地区的数据录入和问卷保存，并将调查数据审核后及时上报中国疾控中心慢病中心。

县（区）级卫生局负责协调、管理本县（区）的调查工作；县（区）级疾控中心在省、地市级疾控中心的指导下，具体组织实施本县（区）的现场调查工作。

（二）技术保障

中国疾控中心慢病中心负责对慢性病监测流动人口专题调查工作方案（包括总体工作方案、抽样方案和质控方案等）以及调查问卷进行修订与论证，开展现场预试验，保证调查方案整体的科学性和可操作性；省、地市级疾控中心对辖区内的调查点现场调查工作进行技术指导。

（三）经费与物资

中央财政安排医改重大专项经费支持各省和各调查点开展慢性病监测流动人口专题调查，经费预算中包括培训、现场组织实施、各环节的现场调查经费，购置身体测量工具和实验室检测耗材，血糖、血脂、胰岛素和糖化血红蛋白等生化指标检测及血样运输等工作经费。

中国疾控中心慢病中心负责制定方案和问卷等，并提供相关资料的电子版。

各省或各调查点负责准备身高计、体重秤、腰围尺、血压计等身体测量工具，印刷调查问卷、工作手册、编码条等调查资料。

国家指定的检测机构提供采血耗材和血糖质控品。

（四）项目督导与评估

原卫生部制定督导评估方案并组织检查，对项目的管理、资金运转、实施情况、质量控制及效果进行督导和评估；根据原卫生部的规定，省（自治区、直辖市）、县（区）成立项目领导小组，定期组织检查，对项目实施情况进行督导和评估，发现问题及时协调解决，保证此项工作顺利如期完成。

中国疾控中心慢病中心将对部分调查点的现场调查工作进行督导、技术指导和质量控制，各省的第一个调查点启动现场调查时，其他新增和替换的调查点应派人到现场观摩。中国疾控中心慢病中心将随机抽查部分调查点的调查数据进行核实。省级疾控中心应对本省所有调查点的现场工作进行督导和质量控制。

九、工作时间和进度安排

2012 年 2 ~ 7 月　　方案制定及预调查

2012 年 7 ~ 8 月　　人员培训

2012 年 9 ~ 11 月　　现场调查、数据录入和上传

2012 年 12 月 ~ 2013 年 8 月　　数据汇总、数据清理和分析及报告撰写

十、调查点名单

中国慢性病及其危险因素监测（2012）流动人口专题调查点名单

	调查点行政区划代码	调查点名称
1	110101	北京市东城区
2	110108	北京市海淀区
3	110112	北京市通州区
4	110115	北京市大兴区
5	120103	天津市河西区
6	120106	天津市红桥区
7	120112	天津市津南区
8	120116	天津市滨海新区

续表

	调查点行政区划代码	调查点名称
9	130205	河北省唐山市开平区
10	130227	河北省迁西县
11	130302	河北省秦皇岛市海港区
12	130421	河北省邯郸县
13	130481	河北省武安市
14	130702	河北省张家口市桥东区
15	130721	河北省宣化县
16	130826	河北省丰宁满族自治县
17	140107	山西省太原市杏花岭区
18	140321	山西省平定县
19	140421	山西省长治县
20	140602	山西省朔州市朔城区
21	140826	山西省绛县
22	141124	山西省临县
23	150103	内蒙古自治区呼和浩特市回民区
24	150423	内蒙古自治区巴林右旗
25	150523	内蒙古自治区开鲁县
26	150802	内蒙古自治区巴彦淖尔市临河区
27	152524	内蒙古自治区苏尼特右旗
28	210113	辽宁省沈阳市沈北新区
29	210204	辽宁省大连市沙河口区
30	210311	辽宁省鞍山市千山区
31	210682	辽宁省凤城市
32	210921	辽宁省阜新蒙古族自治县
33	211021	辽宁省辽阳县
34	220102	吉林省长春市南关区
35	220112	吉林省长春市双阳区
36	220211	吉林省吉林市丰满区
37	220582	吉林省集安市
38	222405	吉林省龙井市
39	230103	黑龙江省哈尔滨市南岗区
40	230204	黑龙江省齐齐哈尔市铁锋区
41	230227	黑龙江省富裕县
42	230381	黑龙江省虎林市
43	230523	黑龙江省宝清县
44	230602	黑龙江省大庆市萨尔图区
45	230803	黑龙江省佳木斯市向阳区
46	310101	上海市黄浦区

续表

	调查点行政区划代码	调查点名称
47	310113	上海市宝山区（新增）
48	310116	上海市金山区（新增）
49	310117	上海市松江区
50	320111	江苏省南京市浦口区
51	320303	江苏省徐州市云龙区
52	320506	江苏省苏州市吴中区
53	320582	江苏省张家港市
54	320831	江苏省金湖县
55	320921	江苏省响水县
56	330103	浙江省杭州市下城区
57	330283	浙江省奉化市
58	330483	浙江省桐乡市
59	330523	浙江省安吉县
60	330702	浙江省金华市婺城区
61	331123	浙江省遂昌县
62	340111	安徽省合肥市包河区
63	340504	安徽省马鞍山市雨山区
64	340811	安徽省安庆市宜秀区
65	341181	安徽省天长市
66	341622	安徽省蒙城县
67	341823	安徽省泾县
68	350402	福建省三明市梅列区
69	350521	福建省惠安县
70	350783	福建省建瓯市
71	350822	福建省永定县
72	350902	福建省宁德市蕉城区
73	360102	江西省南昌市东湖区
74	360423	江西省武宁县
75	360702	江西省赣州市章贡区
76	360727	江西省龙南县
77	360923	江西省上高县
78	370203	山东省青岛市市北区
79	370213	山东省青岛市李沧区
80	370323	山东省沂源县
81	370403	山东省枣庄市薛城区
82	370602	山东省烟台市芝罘区
83	370684	山东省蓬莱市
84	370785	山东省高密市

续表

	调查点行政区划代码	调查点名称
85	371202	山东省莱芜市莱城区
86	371323	山东省沂水县
87	410102	河南省郑州市中原区
88	410323	河南省新安县
89	410324	河南省栾川县
90	410522	河南省安阳县
91	410721	河南省新乡县
92	411328	河南省唐河县
93	411481	河南省永城市
94	411502	河南省信阳市浉河区
95	420102	湖北省武汉市江岸区
96	420202	湖北省黄石市黄石港区
97	420503	湖北省宜昌市伍家岗区
98	420602	湖北省襄阳市襄城区
99	420902	湖北省孝感市孝南区
100	429006	湖北省天门市
101	430103	湖南省长沙市天心区
102	430181	湖南省浏阳市
103	430626	湖南省平江县
104	430702	湖南省常德市武陵区
105	431003	湖南省郴州市苏仙区
106	431281	湖南省洪江市
107	433123	湖南省凤凰县
108	440104	广东省广州市越秀区
109	440205	广东省韶关市曲江区
110	441284	广东省四会市
111	441424	广东省五华县
112	441502	广东省汕尾市城区
113	445302	广东省云浮市云城区
114	450126	广西壮族自治区宾阳县
115	450205	广西壮族自治区柳州市柳北区
116	450302	广西壮族自治区桂林市秀峰区
117	450502	广西壮族自治区北海市海城区
118	451022	广西壮族自治区田东县
119	451202	广西壮族自治区河池市金城江区
120	460108	海南省海口市美兰区
121	469021	海南省定安县
122	500101	重庆市万州区

续表

	调查点行政区划代码	调查点名称
123	500103	重庆市渝中区（新增）
124	500106	重庆市沙坪坝区（新增）
125	500111	重庆市大足区
126	510105	四川省成都市青羊区
127	510182	四川省彭州市
128	510411	四川省攀枝花市仁和区
129	511025	四川省资中县
130	511325	四川省西充县
131	511823	四川省汉源县
132	513321	四川省康定县
133	513434	四川省越西县
134	520302	贵州省遵义市红花岗区
135	520328	贵州省湄潭县
136	520622	贵州省玉屏侗族自治县
137	522702	贵州省福泉市
138	522726	贵州省独山县
139	530111	云南省昆明市官渡区
140	530402	云南省玉溪市红塔区
141	530423	云南省通海县
142	532627	云南省广南县
143	532823	云南省勐腊县
144	533325	云南省兰坪白族普米族自治县
145	540102	西藏自治区拉萨市城关区
146	540127	西藏自治区墨竹工卡县
147	542221	西藏自治区乃东县
148	542323	西藏自治区江孜县
149	542623	西藏自治区米林县
150	610202	陕西省铜川市王益区
151	610326	陕西省眉县
152	610582	陕西省华阴市
153	610602	陕西省延安市宝塔区
154	610928	陕西省旬阳县
155	620421	甘肃省靖远县
156	620503	甘肃省天水市麦积区
157	620602	甘肃省武威市凉州区
158	620702	甘肃省张掖市甘州区
159	623021	甘肃省临潭县
160	630102	青海省西宁市城东区

续表

	调查点行政区划代码	调查点名称
161	632121	青海省平安县
162	632221	青海省门源回族自治县
163	640104	宁夏回族自治区银川市兴庆区
164	640521	宁夏回族自治区中宁县
165	650102	新疆维吾尔自治区乌鲁木齐市天山区
166	652925	新疆维吾尔自治区新和县
167	653101	新疆维吾尔自治区喀什市
168	653201	新疆维吾尔自治区和田市
169	654002	新疆维吾尔自治区伊宁市
170	666666	新疆生产建设兵团第二师

附录 3

中国慢性病及其危险因素监测（2012）流动人口专题调查抽样方案

一、调查对象和样本量

本次监测的调查对象为调查地区 18 岁及 18 岁以上的流动人口，主要考察外来务工人员(学生、无业人员、探亲访友者等外来人口不纳入本次调查的范围内)，并符合以下条件：①居住地和户口登记地所在的县（区）不同，但排除同一市内的跨区人口（如户籍在北京市东城区，居住在西城区不算作流动人口。但户籍在密云县，居住在西城区则算作流动人口)。②过去的 12 个月内在调查县 / 区居住六个月以上。

本次监测的每个调查县 / 区均抽取流动人口 300 人进行调查，全国共计 51 000 人。

二、抽样方法

考虑到流动人口的抽样信息难以获取，无法构建完整的抽样框，为能获取反映流动人口真实情况的数据，在兼顾调查可操作性的同时，应尽量让样本在调查地区的行业和地域上分散。

由于流动人口具有明显的行业分布聚集性，本次调查采取按行业分层多阶段整群抽样的方法选取调查对象，即制造业、批发零售业、住宿餐饮业、社会服务业、建筑业和其他六大类行业。对每类行业的流动人口进行等额抽样调查，即调查县 / 区的每类行业调查均不得少于 50 人。行业定义见附表。具体的抽样步骤如下：

1. 收集行业流动人口信息并抽取相应的功能单位 分别在上述六大类行业中对调查地区流动人口较多的行业进行摸底，并将子行业信息填入表 1-1 中。

表 1-1 开展调查的行业和样本量

行业分类	行业子类	调查样本量（人）	抽样说明
一、制造业（选择调查县/区流动人口较多的前3种制造业）	1.	17	选取有代表性的1个功能机构进行调查
	2.	17	选取有代表性的1个功能机构进行调查
	3.	17	选取有代表性的1个功能机构进行调查

续表

行业分类	行业子类	调查样本量（人）	抽样说明
二、批发零售业	1. 批发业	25	选取有代表性的1个批发市场进行调查
	2. 零售业（较大规模）	15	选取1个流动人口≥15人的机构进行调查
	3. 零售业（较小规模）	10	调查至少2家较小规模（＜15人）的零售机构，直至完成样本量
三、住宿餐饮业	1. 住宿业（较大规模）	15	选取1个流动人口≥15人的机构进行调查
	2. 住宿业（较小规模）	10	调查至少2家较小规模（＜15人）的住宿机构，直至完成样本量
	3. 餐饮业（较大规模）	15	选取1个流动人口≥15人的机构进行调查
	4. 餐饮业（较小规模）	10	调查至少2家较小规模（＜15人）的餐饮机构，直至完成样本量
四、社会服务业（选择调查县/区流动人口较多的前两种社会服务业）	1.	25	调查至少2家机构，直至完成样本量
	2.	25	调查至少2家机构，直至完成样本量
五、建筑业（选择调查县/区流动人口较多的前两种建筑业）	1.	25	调查至少2家机构，直至完成样本量
	2.	25	调查至少2家机构，直至完成样本量
六、其他行业（选择调查县/区流动人口较多的前两种行业）	1.	25	调查至少2家机构，直至完成样本量
	2.	25	调查至少2家机构，直至完成样本量

对各行业进行摸底后，需在选中的子行业中抽取相应数量的功能机构，并将抽中的功能机构信息填入表 1–2 中。

表 1–2　各行业开展调查的功能机构信息

行业分类	行业子类	功能机构名称	功能机构地址	流动人口数量	联系电话
一、制造业	1.				
	2.				
	3.				
二、批发零售业	1. 批发业				
	2. 零售业（较大规模）				
	3. 零售业（较小规模）（抽取至少2家机构，直至完成样本量）				

续表

<table>
<tr><th>行业分类</th><th>行业子类</th><th>功能机构名称</th><th>功能机构地址</th><th>流动人口数量</th><th>联系电话</th></tr>
<tr><td rowspan="12">三、住宿餐饮业</td><td>1. 住宿业（较大规模）</td><td></td><td></td><td></td><td></td></tr>
<tr><td rowspan="5">2. 住宿业（较小规模）（抽取至少2家机构，直至完成样本量）</td><td></td><td></td><td></td><td></td></tr>
<tr><td></td><td></td><td></td><td></td></tr>
<tr><td></td><td></td><td></td><td></td></tr>
<tr><td></td><td></td><td></td><td></td></tr>
<tr><td></td><td></td><td></td><td></td></tr>
<tr><td>3. 餐饮业（较大规模）</td><td></td><td></td><td></td><td></td></tr>
<tr><td rowspan="5">4.餐饮业（较小规模）（抽取至少2家机构，直至完成样本量）</td><td></td><td></td><td></td><td></td></tr>
<tr><td></td><td></td><td></td><td></td></tr>
<tr><td></td><td></td><td></td><td></td></tr>
<tr><td></td><td></td><td></td><td></td></tr>
<tr><td></td><td></td><td></td><td></td></tr>
<tr><td rowspan="10">四、社会服务业</td><td rowspan="5">1.____________（该子行业抽取至少2家机构，直至完成样本量）</td><td></td><td></td><td></td><td></td></tr>
<tr><td></td><td></td><td></td><td></td></tr>
<tr><td></td><td></td><td></td><td></td></tr>
<tr><td></td><td></td><td></td><td></td></tr>
<tr><td></td><td></td><td></td><td></td></tr>
<tr><td rowspan="5">2.____________（该子行业抽取至少2家机构，直至完成样本量）</td><td></td><td></td><td></td><td></td></tr>
<tr><td></td><td></td><td></td><td></td></tr>
<tr><td></td><td></td><td></td><td></td></tr>
<tr><td></td><td></td><td></td><td></td></tr>
<tr><td></td><td></td><td></td><td></td></tr>
<tr><td rowspan="10">五、建筑业</td><td rowspan="5">1.____________（该子行业抽取至少2家机构，直至完成样本量）</td><td></td><td></td><td></td><td></td></tr>
<tr><td></td><td></td><td></td><td></td></tr>
<tr><td></td><td></td><td></td><td></td></tr>
<tr><td></td><td></td><td></td><td></td></tr>
<tr><td></td><td></td><td></td><td></td></tr>
<tr><td rowspan="5">2.____________（该子行业抽取至少2家机构，直至完成样本量）</td><td></td><td></td><td></td><td></td></tr>
<tr><td></td><td></td><td></td><td></td></tr>
<tr><td></td><td></td><td></td><td></td></tr>
<tr><td></td><td></td><td></td><td></td></tr>
<tr><td></td><td></td><td></td><td></td></tr>
<tr><td rowspan="5">六、其他行业</td><td rowspan="5">1.____________（该子行业抽取至少2家机构，直至完成样本量）</td><td></td><td></td><td></td><td></td></tr>
<tr><td></td><td></td><td></td><td></td></tr>
<tr><td></td><td></td><td></td><td></td></tr>
<tr><td></td><td></td><td></td><td></td></tr>
<tr><td></td><td></td><td></td><td></td></tr>
</table>

续表

行业分类	行业子类	功能机构名称	功能机构地址	流动人口数量	联系电话
六、其他行业	2.______（该子行业抽取至少2家机构，直至完成样本量）				

2. 整群抽取机构内的调查对象

（1）制造业：在调查地区的前3种主要制造业中，首先对被选中的功能机构进行摸底；然后，在每个功能机构内，按部门整群随机抽取相应样本量的流动人口。若1个部门不足所需的样本量，随机抽取其他部门进行补充。将抽中的部门名称和该部门拟调查的人数填入表2-1中。

表 2-1 制造业功能机构内开展调查的部门信息

制造业种类	功能机构名称	部门名称	调查人数（人）
1.（如造纸和纸制品业）	（如**纸业有限公司）	1.（如生产部）	
		2.（如销售部）	
		3.	
		4.	
		5.	
2.（如食品制造业，酒、饮料和精制茶制造业）	（如**果汁厂）	1.	
		2.	
		3.	
		4.	
		5.	
3.（如烟草制品业）	（如**卷烟厂）	1.	
		2.	
		3.	
		4.	
		5.	

注:（ ）内为示例

（2）批发零售业：由于批发零售业的功能机构通常规模不大，很多地区以个体经营为主，所以功能机构数量不设上限，直至抽取流动人口50人为止。批发业通常比较集中，需要对同一批发市场内的摊位摸底，并随机抽取部分摊位进行调查，直至完成25人的调查。零售业分为较大规模和较小规模的零售机构，大规模的零售机构内按照部门整群随机抽取相应样本量的流动人口进行调查，若不足则随机抽取其他部门进行补充。较小规模的零售机构在尽量保证地理上分散的前提下，整群抽取若干机构（至少 2 个），直至完成所需的样本量。将抽中的部门信息填入表 2-2 中。

表 2-2　批发零售业开展调查的部门、摊位或机构信息

<table>
<tr><th>行业</th><th>功能机构名称</th><th>部门、摊位或机构名称</th><th>调查人数（人）</th></tr>
<tr><td rowspan="5">批发业</td><td rowspan="5">（如城东农副产品批发市场）</td><td>摊位1</td><td></td></tr>
<tr><td>摊位2</td><td></td></tr>
<tr><td>摊位3</td><td></td></tr>
<tr><td>摊位4</td><td></td></tr>
<tr><td>摊位5</td><td></td></tr>
<tr><td rowspan="5">零售业</td><td rowspan="5">规模较大的机构
（如**电器卖场）</td><td>部门1</td><td></td></tr>
<tr><td>部门2</td><td></td></tr>
<tr><td>部门3</td><td></td></tr>
<tr><td>部门4</td><td></td></tr>
<tr><td>部门5</td><td></td></tr>
<tr><td rowspan="5">零售业</td><td rowspan="5">规模较小的机构</td><td>1.（张三杂货店）</td><td></td></tr>
<tr><td>2.（李四五金店）</td><td></td></tr>
<tr><td>3.</td><td></td></tr>
<tr><td>4.</td><td></td></tr>
<tr><td>5.</td><td></td></tr>
</table>

注:( ) 内为示例

（3）在住宿业和餐饮业所抽取的较大规模的功能机构中，对其内部结构进行摸底，将抽中的部门和机构信息填入表 2-3 中。在所抽取的功能机构内按部门整群随机抽取相应样本量的流动人口，若 1 个功能机构不足所需的样本量，随机抽取其他部门进行补充。在较小规模的功能机构中随机抽取若干功能机构（至少 2 个）进行调查，直至完成所需的样本量。

（4）社会服务业、建筑业和其他行业：在调查地区流动人口较多的前两类子行业中，随机抽取若干功能机构（至少 2 个），并完成所需样本量。分别将这三大类行业的抽样信息和各功能机构的调查人数填入表 2-4 中。

表 2-3　住宿餐饮业功能机构内开展调查的部门和机构信息

<table>
<tr><th>行业</th><th>功能机构</th><th>部门、机构名称</th><th>调查人数（人）</th></tr>
<tr><td rowspan="5">餐饮业</td><td rowspan="5">较大规模
（如**烤鸭店）</td><td>1.（大厅服务部）</td><td></td></tr>
<tr><td>2.（后勤部）</td><td></td></tr>
<tr><td>3.</td><td></td></tr>
<tr><td>4.</td><td></td></tr>
<tr><td>5.</td><td></td></tr>
</table>

续表

行业	功能机构	部门、机构名称	调查人数（人）
餐饮业	较小规模	1.（成都小吃）	
		2.（驴肉火烧）	
		3.	
		4.	
		5.	
住宿业	较大规模（如**连锁）	1.（客房部）	
		2.（后勤部）	
		3.	
		4.	
		5.	
	较小规模	1.（**招待所）	
		2.（**招待所）	
		3.	
		4.	
		5.	

注：( ) 内为示例

表 2-4　社会服务业 / 建筑业 / 其他行业开展调查的机构信息

行业大类	行业子类	机构名称	调查人数（人）
社会服务业（选择该地区流动人口较多的前两种社会服务业）	1.	1.	
		2.	
		3.	
		4.	
		5.	
	2.	1.	
		2.	
		3.	
		4.	
		5.	
建筑业（选择该地区流动人口较多的前两种建筑业）	1.	1.	
		2.	
		3.	
		4.	
		5.	
	2.	1.	
		2.	
		3.	
		4.	
		5.	

续表

行业大类	行业子类	机构名称	调查人数（人）
其他行业 （选择该地区流动人口较多的前两种其他行业）	1.	1.	
		2.	
		3.	
		4.	
		5.	
	2.	1.	
		2.	
		3.	
		4.	
		5.	

附表　流动人口行业分类表

行业分类	行业子类
一、制造业	1. 农副食品加工业
	2. 食品制造业，酒、饮料和精制茶制造业
	3. 烟草制品业
	4. 纺织业、纺织服装、服饰业
	5. 皮革、毛皮、羽毛及其制品和制鞋业
	6. 木材加工和木、竹、藤、棕、草制品业
	7. 家具制造业
	8. 造纸和纸制品业
	9. 印刷和记录媒介复制业
	10. 文教、工美、体育和娱乐用品制造业
	11. 石油加工、炼焦和核燃料加工业
	12. 化学原料和化学制品制造业
	13. 医药制造业
	14. 化学纤维制造业
	15. 橡胶和塑料制品业
	16. 非金属矿物制品业
	17. 黑色金属冶炼和压延加工业
	18. 有色金属冶炼和压延加工业
	19. 金属制品业
	20. 通用设备制造业
	21. 专用设备制造业
	22. 铁路、船舶、航空航天和其他运输设备制造业
	23. 电气机械和器材制造业
	24. 计算机、通信和其他电子设备制造业
	25. 仪器仪表制造业

续表

行业分类	行业子类
一、制造业	26. 废弃资源综合利用业
	27. 金属制品、机械和设备修理业
	28. 其他制造业
二、批发和零售业	批发业：1. 农畜产品批发
	2. 食品、饮料及烟草制品批发
	3. 纺织、服装及日用品批发
	4. 文化、体育用品及器材批发
	5. 医药及医疗器材批发
	6. 矿产品、建材及化工产品批发
	7. 机械设备、五金交电及电子产品批发
	8. 贸易经纪与代理
	9. 其他批发
	零售业：1. 综合零售（百货零售、超级市场零售、其他综合零售）
	2. 食品、饮料及烟草制品专门零售
	3. 纺织、服装及日用品专门零售
	4. 文化、体育用品及器材专门零售
	5. 医药及医疗器材专门零售
	6. 汽车、摩托车、燃料及零配件专门零售
	7. 家用电器及电子产品专门零售
	8. 五金、家具及室内装修材料专门零售
	9. 无店铺及其他零售
三、住宿和餐饮业	住宿业：1. 旅游饭店
	2. 一般旅馆
	3. 其他住宿服务
	餐饮业：1. 正餐服务
	2. 快餐服务
	3. 饮料及冷饮服务
	4. 其他餐饮服务
四、社会服务业	1. 交通运输、仓储和邮政业
	2. 信息传输、软件和信息技术服务业
	3. 金融业
	4. 房地产业
	5. 租赁和商务服务业
	6. 科学研究和技术服务业
	7. 水利、环境和公共设施管理业
	8. 居民服务、修理和其他服务业
	9. 教育
	10. 卫生和社会工作

续表

行业分类	行业子类
四、社会服务业	11. 文化、体育和娱乐业
	12. 公共管理、社会保障和社会组织
	13. 国际组织
五、建筑业	1. 房屋建筑业
	2. 土木工程建筑业
	3. 建筑安装业
	4. 建筑装饰
	5. 其他建筑业
六、其他行业	1. 农、林、牧、渔业
	2. 采矿业，包括煤炭开采和洗选业、石油和天然气开采业、黑色金属矿采选业、有色金属矿采选业、非金属矿采选业、开采辅助活动、其他采矿业
	3. 电力、热力、燃气及水生产和供应业

注：行业分类参考国民经济行业分类（GB/T 4754-2011）

附录 4

是否糖尿病：1 是　2 否

贴个人编码条处

根据中华人民共和国《统计法》第三章第十五条规定，“属于私人、家庭的单项调查资料，非经本人同意，不得外泄”。

中国慢性病及其危险因素监测（2012）

流动人口专题调查——问卷

调查点名称： ____________	调查点行政区划代码：□□□□□□
功能机构名称： ____________	行业代码：□ （1制造业、2批发零售、3住宿餐饮、4社会服务、5建筑业、6其他）
	个人代码：□□□
您的户籍所在地或流动方式为？	1　不在本省（自治区、直辖市） 2　在本省（自治区、直辖市），而不在本地市 3　在本地市的县与县之间流动 4　在本地市的城区与县之间流动 5　在本地市城区间流动或户籍在本县（区）……→结束调查
过去12个月内，您在本地居住有6个月吗？	1　是 2　否 ……→结束调查
调查员签名：____________	日期：□□□□ 年□□ 月□□ 日
质控员签名：____________	日期：□□□□ 年□□ 月□□ 日

中国疾病预防控制中心

二〇一二年七月

贴采血编码条处

附录 4

调查开始时间（24小时制）：□□时□□分

第一部分　基本信息		
A1	您的姓名?	
A2	您的联系电话?	
A3	您的身份证号	□□□□□□□□□□□□□□□□□□
A4	您的出生日期 **调查员注意：哪项记不清则在相应项内填“-9”**	□□□□年□□月□□日
A5	性别	1　男 2　女
A6	您的民族	1　汉族 2　壮族 3　满族 4　回族 5　苗族 6　维吾尔族 7　彝族 8　土家族 9　蒙古族 10　朝鲜族 11　藏族 88　其他民族
A7	您的文化程度	1　未接受正规学校教育 2　小学未毕业 3　小学毕业 4　初中毕业 5　高中/中专/技校毕业 6　大专毕业 7　本科毕业 8　研究生及以上毕业
A8	您目前的婚姻状况	1　未婚 2　已婚 3　同居 4　丧偶 5　离婚 6　分居
A9	您的职业	1　农、林、牧、渔、水利业生产人员 2　生产、运输设备操作人员及有关人员 3　商业、服务业人员 4　企业负责人 5　办事人员和有关人员 6　专业技术人员 88　其他劳动者
A10	您目前在户籍地参加了哪种医疗保险? **（可多选）** **调查员注意：须读出答案**	1　城镇职工基本医疗保险 2　公费医疗 3　城镇居民医疗保险 4　新型农村合作医疗 5　工伤保险 6　商业医疗保险 88　其他 7　没参加 99　不清楚
	调查员注意：若参加了某种医保，即未选择选项7，则直接跳转到A12。 **若未参加任何医保，即选择选项7，则继续询问A11。**	
A11	您在户籍地没有参加或退出医疗保险的最主要原因是什么?	1　在外地看病不报销 2　在外地看病报销比例过小 3　在外地看病报销太麻烦 4　身体好没必要参加 5　付不起保险费 6　对该制度不清楚 88　其他

续表

<table>
<tr><th colspan="3">第一部分　基本信息</th></tr>
<tr><td rowspan="2">A12</td><td>您目前在本地参加了哪种医疗保险？
（可多选）
调查员注意：须读出答案</td><td>1　城镇职工基本医疗保险
2　公费医疗
3　城镇居民医疗保险
4　新型农村合作医疗
5　工伤保险
6　商业医疗保险
88　其他
7　没参加
99　不清楚</td></tr>
<tr><td colspan="2">调查员注意：若参加了某种医保，即未选择选项7，则直接跳转到A14。
若未参加任何医保，即选择选项7，则继续询问A13。</td></tr>
<tr><td>A13</td><td>您在本地没有参加或退出医疗保险的最主要原因是什么？</td><td>1　在外地看病不报销
2　在外地看病报销比例过小
3　在外地看病报销太麻烦
4　身体好没必要参加
5　付不起保险费
6　对该制度不清楚
7　在户籍地已参加医疗保险，可报销本地医疗费用
88　其他</td></tr>
<tr><td>A14</td><td>您离开户籍所在地外出务工多久了？</td><td>□□年□□月</td></tr>
<tr><td>A15</td><td>您现在居住情况为？</td><td>1　临时工棚
2　单位的集体宿舍（指单位提供的集体宿舍，包括砖木结构的平房和楼房）
3　生产经营场所
4　自己租房居住
5　与人合租房
6　自购房
7　亲友家
88　其他</td></tr>
<tr><td>A16</td><td>过去12个月里，您共做过几份工作？</td><td>1　□□份
99　不知道/记不清</td></tr>
<tr><td>A17</td><td>在过去12个月里，您通常每周工作几天？</td><td>□天/周</td></tr>
<tr><td>A18</td><td>在工作的日子里，您通常每天工作多长时间？</td><td>□□ 小时/天</td></tr>
<tr><td>A19</td><td>过去12个月里，您的收入是多少？
调查员注意：年收入和月收入只记录其中1项。</td><td>1　□□□,□□□元/月
或
2　□□□,□□□元/年
99　不知道/记不清
97　拒绝回答</td></tr>
<tr><td>A20</td><td>过去12个月里，您的生活性消费支出是多少？
调查员注意：年支出和月支出只记录其中1项。</td><td>1　□□□,□□□元/月
或
2　□□□,□□□元/年
99　不知道/记不清
97　拒绝回答</td></tr>
</table>

续表

第一部分　基本信息		
A21	过去12个月里，外出务工时，您是否给老家寄送过钱？ **调查员注意：选项1和2只选填1项。**	1　是，□□□,□□□元/月 2　是，□□□,□□□元/年 3　否

第二部分　吸烟情况			
现在吸烟情况			
B1	您<u>现在</u>吸烟吗，每天吸、不是每天吸、还是不吸？	1　是的，每天吸 2　是的，但不是每天吸……………→ 3　以前吸，但现在不吸……………→ 4　从不吸……………………………→	 B3 B11 B12
B2	您多大年龄时开始<u>每天</u>吸烟的？	1　□□岁 99　不知道/记不清	
B3	您现在平均每天（每周）吸<u>多少</u>支卷烟（包括机制卷烟和手卷烟）？ **调查员注意：选项1和2只填其中1项**	1　□□支/天 2　□□支/周 3　不吸卷烟	
B4	您最近一次给自己买烟（机制卷烟）时，一共买了多少？ **调查员注意：只填其中1项**	a　□□支 b　□□盒 c　□□条 d　从未买过机制卷烟………………→	 B6
B5	那次买烟您一共花了多少钱？ **调查员注意：如果不知道，填“–9”**	□□□.□元	
B6	您在户籍所在地生活时吸烟么？	1　吸 2　不吸……………………………→	 B8
B7	与当时相比，你的吸烟量有何变化？	1　增加 2　减少 3　无变化	
戒烟行为			
B8	下面哪个选项最符合您现在关于戒烟的想法？	1　1个月内戒烟 2　12个月内戒烟 3　会戒烟，但不会在12个月内 4　不想戒烟 99　不知道	
B9	过去您是否戒过烟？（这里的戒烟指认真考虑过要戒烟并有所行动）	1　是 2　否……………………………………→	 B12
B10	在过去12个月内，您是否曾使用过尼古丁替代治疗或其他药物尝试戒烟？	1　是……………………………………→ 2　否……………………………………→	B12 B12
B11	您停止吸烟多长时间了？ **调查员注意：仅包括调查对象完全戒烟的情况，还在偶尔吸烟的情况不包括在内。注意只能填写1项**	a　□□□ 年 b　□□□ 月 c　□□□ 周 d　□□□ 日	

续表

第二部分　吸烟情况

二手烟		
B12	通常情况下，您每周接触二手烟的天数是？（二手烟是指吸烟时，吸烟者呼出的以及卷烟末端散发出的烟雾）	1　每天 2　平均每周有4～6天 3　平均每周有1～3天 4　没有 99　不知道/记不清

第三部分　饮酒情况

C1	过去12个月里，您喝过酒吗？	1　喝过，在过去30天内 2　喝过，在30天前 3　没喝过……………→	D1
C2	过去12个月里，您饮酒的频率如何？ **调查员注意：须读出选项**	1　每天 2　5～6天/周 3　3～4天/周 4　1～2天/周 5　1～3天/月 6　少于1天/月	

请回答：过去12个月里，下列酒类您通常的饮用频率，通常一天喝多少？
调查员注意：记不清在小数点前靠右填“–9”，没有饮用则不填饮用频率和饮酒量

		a　是否饮用 1是，2否	b　饮用频率（只填其中1项）			过去12个月中的饮酒日子里，通常一天的饮用量
			b1 天/周	b2 天/月	b3 天/12月	
C3	a.　白酒（≥42度）	□	□	□□	□□□	□□.□ 两
	b.　白酒（＜42度）	□	□	□□	□□□	□□.□ 两
	c.　啤酒（580 ml/瓶）	□	□	□□	□□□	□□.□ 瓶
	d.　黄酒	□	□	□□	□□□	□□.□ 两
	e.　米酒	□	□	□□	□□□	□□.□ 两
	f.　葡萄酒	□	□	□□	□□□	□□.□ 两
	g.　青稞酒	□	□	□□	□□□	□□.□ 两

C4	a.对男性： 过去12个月里，您一次喝酒超过2.5两高度白酒，或3.5两低度白酒，或3瓶啤酒，或5个易拉罐啤酒，或7.5两黄酒，或1斤半葡萄酒，或3斤青稞酒的频率如何？	1　每天或几乎每天(≥5天/周) 2　1～4天/周 3　1～3天/月 4　低于1天/月 5　从未
	b.对女性： 过去12个月里，您一次喝酒超过2两高度白酒，或3两低度白酒，或2.5瓶啤酒，或4个易拉罐啤酒，或6两黄酒，或1斤2两葡萄酒，或2.5斤青稞酒的频率如何？	1　每天或几乎每天(≥5天/周) 2　1～4天/周 3　1～3天/月 4　低于1天/月 5　从未

续表

第三部分　饮酒情况			
C5	您在户籍所在地生活时喝酒么?	1　喝 2　不喝………………… →	D1
C6	与当时相比，你的饮酒量有何变化?	1　增加 2　减少 3　无变化	

第四部分　饮食情况								
D1	过去12个月里，您通常一天吃几餐?		□ 顿					
			就餐地点					
			a家		b食堂		c餐馆	
D2	过去12个月里，您通常一周在不同就餐地点吃早餐的天数?		□ 天/周		□ 天/周		□ 天/周	
D3	过去12个月里，您通常一周在不同就餐地点吃午餐的天数?		□ 天/周		□ 天/周		□ 天/周	
D4	过去12个月里，您通常一周在不同就餐地点吃晚餐的天数?		□ 天/周		□ 天/周		□ 天/周	
请回忆在过去12个月里通常情况下，您是否吃过下列食物，并估计各类食物的食用频率和食用量。								
		a　是否食用 1是，2否	b　食用频率（只填其中1项）				平均每次食用量	
			b1 次数/天	b2 次数/周	b3 次数/月	b4 次数/年		
D5	猪、牛、羊等畜肉（按生重记录）	□	□	□	□	□□	□□.□ 两	
D6	新鲜蔬菜	□	□	□	□	□□	□□.□ 两	
D7	新鲜水果	□	□	□	□	□□	□□.□ 两	
D8	米、面等主食（按生重记录）	□	□	□	□	□□	□□.□ 两	
D9	您觉得多吃盐会影响健康吗?		1　会 2　不会………………… → 99　不知道/记不清…… →				D11 D11	
D10	您觉得多吃盐会加重或引起下列哪些疾病?**(可多选)**		1　高血压 2　糖尿病 3　白内障 4　关节炎		5　都无关 88　其他 99　不知道			
D11	如果您知道多吃盐有害健康，您愿意少吃盐么?		1　愿意 2　不愿意 3　无所谓 99　不知道					

第五部分 身体活动

下列问题主要涉及两方面内容：中等或高强度身体活动情况。中等强度身体活动会造成呼吸和心率小幅度的增加，高强度身体活动会造成呼吸和心率大幅度的增加。

编号	问题	选项	跳转
E1	您主要以哪种方式工作？ **调查员注意：若有多种工作，应综合考虑。**	1 多数时间坐着或站着 2 多数时间在行走 3 多数时间为重体力劳动	
E2	工作之余，您是否进行持续至少10分钟，引起呼吸、心跳显著增加的高强度活动？如长跑、游泳、踢足球等。	1 有 2 没有……………➔	E5
E3	通常一周内，您有多少天进行上述高强度的运动或休闲活动？	□天	
E4	通常一天内，您累计有多长时间进行上述高强度的运动或休闲活动？ **调查员注意：每次活动时间若少于10分钟，则不计算在内。**	□□小时□□分钟	
E5	工作之余，您是否进行持续至少10分钟，引起呼吸、心跳轻度增加的中等强度运动和休闲活动？如快步走、打太极拳等。	1 有 2 没有……………➔	E8
E6	通常一周内，您有多少天进行上述中等强度的运动或休闲活动？	□天	
E7	通常一天内，您累计有多长时间进行上述中等强度的运动或休闲活动？ **调查员注意：每次活动时间若少于10分钟，则不计算在内。**	□□小时□□分钟	
总静态行为			
E8	通常一天内，您累计有多少时间坐着、靠着或躺着？（包括坐着工作、学习、阅读、看电视、用电脑、休息等所有静态行为的时间，但不包括睡觉时间）	□□小时□□分钟	

第六部分 血压、血糖、血脂等信息

编号	问题	选项	跳转
F1血压及其控制			
F1a	您最近一次测量血压的时间？	1 7天内 2 1个月内 3 6个月内 4 12个月内 5 12个月以前 6 从来没测过血压…………➔ 99 记不清/不知道	F2a
F1b	您是否曾被医生诊断为高血压？	1 是 2 否………………………➔	F2a

续表

第六部分　血压、血糖、血脂等信息			
F1c	为您确诊该疾病的最高级别医疗单位为：	1 省级及以上医院 2 地区（市）级医院 3 县（区）级医院 4 乡镇卫生院（社区卫生服务中心） 5 村卫生室（社区卫生服务站、私人诊所） 99 不知道/记不清	
F1d	您有没有采取措施来控制血压？	1 有 2 没有…………→	F2a
F1e	您采取了什么措施来控制血压？ **（可多选）**	1 按医嘱服药　4 运动 2 有症状时服药　5 血压监测 3 控制饮食　88 其他	
F1f	最近2周，您是否服用了降压药？	1 是 2 否	
F1g	您在居住地是否参加了基层医疗卫生机构提供的高血压病管理？ **（指在社区卫生服务中心/站、乡镇卫生院/村卫生室接受定期或不定期检查、治疗、随访、合理膳食和运动等指导）**	1 是 2 否…………→ 99 不知道/记不清…………→	F2a F2a
F1h	过去12个月里，基层医疗卫生机构医生是否为您测量过血压？	1 是，□□ 次/年 2 否 99 不知道/记不清	
F1i	过去12个月里，基层医疗卫生机构的医生是否针对您的高血压病提供以下指导？ **（可多选）**	1 药物治疗　5 限制饮酒 2 饮食　6 未进行指导 3 身体锻炼　88 其他 4 戒烟	
F1j	您是否按照医生的建议服药？	1 是 2 否	
F2血糖及其控制			
F2a	您最近一次测量血糖距离现在有多长时间？	1 6个月内 2 12个月内 3 12个月前 4 从来没测过血糖…………→ 99 记不清/不知道	F3a
F2b	您是否被医生确诊患有糖尿病？	1 是 2 否…………→	F3a
F2c	为您确诊该疾病的最高级别医疗单位为：	1 省级及以上医院 2 地区（市）级医院 3 县（区）级医院 4 乡镇卫生院（社区卫生服务中心） 5 村卫生室（社区卫生服务站、私人诊所） 99 不知道/记不清	

续表

<table>
<tr><th colspan="4">第六部分　血压、血糖、血脂等信息</th></tr>
<tr><td>F2d</td><td>您有没有采取措施控制血糖?</td><td>1　有
2　没有……………………→</td><td>
F3a</td></tr>
<tr><td>F2e</td><td>您采取了什么措施来控制血糖?
（可多选）</td><td colspan="2">1　口服药，请提供口服降糖药物的名称：
______；______；
______；______。
2　胰岛素注射，请提供胰岛素制剂的名称：
______；______；
______；______。
3　控制饮食
4　运动
5　血糖监测
88　其他，请说明：______</td></tr>
<tr><td>F2f</td><td>您是否参加了基层医疗卫生机构的糖尿病管理?（指在社区卫生服务中心、乡镇卫生院和村卫生室接受定期或不定期检查、治疗、随访、合理膳食和运动等指导）</td><td>1　是
2　否……………………→
99　不知道/记不清…………→</td><td>
F3a
F3a</td></tr>
<tr><td>F2g</td><td>过去12个月里，基层医疗卫生机构的医生是否为您检测过血糖?</td><td colspan="2">1　是，□□□ 次/年
2　否
99　不知道/记不清</td></tr>
<tr><td>F2h</td><td>过去12个月里，基层医疗卫生机构的医生是否针对您的糖尿病提供以下指导?
（可多选）</td><td colspan="2">1　药物治疗
2　饮食
3　身体锻炼
4　戒烟
5　限制饮酒
6　未进行指导
88　其他</td></tr>
<tr><td colspan="4">F3血脂及其控制</td></tr>
<tr><td>F3a</td><td>您有没有被医生诊断为血脂异常?</td><td>1　有
2　没有……………………→</td><td>
F4a</td></tr>
<tr><td>F3b</td><td>您有没有采取措施控制血脂?</td><td>1　有
2　没有……………………→</td><td>
F4a</td></tr>
<tr><td>F3c</td><td>您采取了什么措施来控制血脂?
（可多选）</td><td colspan="2">1　按医嘱服药
2　控制饮食
3　运动
4　血脂监测
88　其他</td></tr>
<tr><td colspan="4">F4心脑血管事件</td></tr>
<tr><td>F4a</td><td>您是否曾被县/区级及以上医疗机构医生诊断为脑卒中?</td><td colspan="2">1　是
2　否</td></tr>
<tr><td>F4b</td><td>您是否曾被县/区级及以上医疗机构医生诊断为心肌梗死?</td><td colspan="2">1　是
2　否</td></tr>
</table>

续表

第六部分　血压、血糖、血脂等信息			
F5其他慢性病			
F5a	您是否曾被县/区级及以上医疗机构医生诊断为慢性阻塞性肺疾病（如慢支、肺气肿）？	1　是 2　否	
F5b	您是否曾被县/区级及以上医疗机构医生诊断为哮喘?	1　是 2　否	
F5c	您是否曾被县/区级及以上医疗机构医生诊断为恶性肿瘤（包括全身恶性肿瘤和颅脑良性肿瘤）？	1　是 2　否 ……→	F5d
F5c1	请问肿瘤所属部位为： **（可多选）**	1　颅脑部 2　膀胱 3　鼻咽部 4　前列腺（仅男性） 5　口腔 6　睾丸（仅男性） 7　甲状腺 8　乳腺 9　肺 10　宫颈（仅女性） 11　食管 12　子宫内膜（仅女性） 13　胃	14　卵巢（仅女性） 15　十二指肠 16　淋巴瘤 17　结直肠 18　白血病 19　肝脏 20　皮肤 21　胆囊 22　骨 23　胰腺 24　肾脏 88　其他 99　不知道/不清楚
F5d	您是否曾被县/区级及以上医疗机构医生诊断患有骨关节疾病（如骨关节炎、类风湿关节炎等）？	1　是 2　否	
F5e	您是否曾被县/区级及以上医疗机构医生诊断患有颈、腰部疾病（如颈椎病、腰肌劳损、椎间盘突出等）？	1　是 2　否	

第七部分　健康状况		
G1 总体健康状况		
G1a	您认为您的健康状况如何?	1　非常好 2　好 3　一般 4　差 5　非常差
G1b	在过去30天里，由于疾病造成您健康状况不好的天数为?	□□ 天 –9　记不清
G1c	在过去30天里，由于伤害造成您健康状况不好的天数为?	□□ 天 –9　记不清

续表

第七部分　健康状况			
G1d	在过去30天里，由于紧张、压抑或情绪问题造成您健康状况不好的天数为?	□□ 天 -9 记不清	
G2 健康体检			
G2a	您最近一次进行健康体检距现在多长时间了？(不包括看病时的检查) **调查员注意：月和年只填其中1项。**	1 □□ 月 2 □□ 年 3 从未体检过……………➔	 G3
G2b	您健康体检的原因?	1 单位免费提供 2 社区免费提供 3 自我保健 4 工作单位要求，自费体检 88 其他	
G3 女性宫颈癌和乳腺癌筛查（仅限女性） **若为男性**……………………………………➔			G4a
G3a	您有没有做过宫颈涂片检查?	1 有 2 没有……………………➔ 99 不知道/记不清……➔	 G3c G3c
G3b	最近一次检查是在什么时候? **调查员注意：不到1年填"0"。**	□□ 年前	
G3c	您有没有做过乳腺检查?	1 有 2 没有……………………➔ 99 不知道/记不清……➔	 G4a G4a
G3d	最近一次检查是在什么时候? **调查员注意：不到1年填"0"。**	□□ 年前	
G4 社会支持和生活满意度			
G4a	过去12个月里，您和家人（如父母、配偶、子女）之间的关系如何?	1 非常好 2 好 3 一般 4 差	5 非常差 6 独居无家人 97 拒绝回答
G4b	过去12个月里，您是否遇到对自己打击比较大的事情?	1 有 2 没有 97 拒绝回答	
G4c	过去12个月里，您觉得生活压力大么?	1 非常大 2 大 3 一般	4 不大 5 没有压力 97 拒绝回答
G4d	过去12个月里，您觉得工作压力大么?	1 非常大 2 大 3 一般	4 不大 5 没有压力 97 拒绝回答
G4e	过去12个月里，总的来说，您对自己的生活是否满意?	1 很满意 2 满意 3 一般	4 不满意 5 很不满意 97 拒绝回答

续表

第七部分　健康状况		
G5睡眠状况		
G5a	您目前是否有入睡困难（开始睡觉之后至少花费30分钟才能入睡）?	1　从不　3　有时 2　偶尔　4　经常
G5b	您是否入睡后容易醒?	1　从不　3　有时 2　偶尔　4　经常
G5c	您是否晚上醒来再入睡困难（醒来后至少花费30分钟才能入睡）?	1　从不　3　有时 2　偶尔　4　经常
G5d	您需要借助药物来帮助入睡吗?	1　从不　3　有时 2　偶尔　4　经常
G5e	您白天感觉困倦吗?	1　从不　3　有时 2　偶尔　4　经常
G5f	通常1天内，您睡觉累计有多长时间?	□□ 小时□□ 分钟
G5g	您认为您的睡眠时间充足吗?	1　不足　3　充足 2　一般

第八部分　卫生服务利用			
H1	您最近六个月是否有过身体不适?	1　有 2　没有………………………………➔	 I1
H2	您自己感觉六个月内最近一次身体不适的严重程度为?	1　不严重 2　一般 3　严重	
H3	您是否因为这次不适采取了治疗（包括自我治疗）?	1　是，自我治疗 2　是，去医疗机构治疗………➔ 3　否………………………………➔	 H7 H6
H4	如果是自我治疗，您吃的药品来源是?	1　家里已有的 2　药店买的 3　医疗机构买的（未就诊） 4　别人给的 88　其他	
H5	您为什么选择自我治疗? （可多选）	1　按医生的以往处方进行自我治疗 2　自感病轻/没必要 3　经济困难…………………………➔ 4　医院就诊太贵 5　无时间 6　交通不便 7　当地医疗服务差 88　其他	 H7

续表

第八部分　卫生服务利用		
H6	如未治疗，最主要的原因是什么？ **（可多选）**	1　自感病轻/没必要 2　经济困难 3　无时间 4　挂号难 5　看病手续繁琐 6　排队或等候时间过长 7　医疗费用高 8　感到受到歧视 9　交通不便 10　无医疗保障 11　有医疗保障但本地不予报销 88　其他
H7	您最常选择哪种医疗机构治疗？	1　省级及以上医院 2　地区（市）级医院 3　县（区）级医院 4　乡镇卫生院（社区卫生服务中心） 5　村卫生室（社区卫生服务站） 6　私人诊所 99　不知道/记不清

第九部分　口腔卫生			
I1	您上一次看牙距现在多长时间？	1　不到1年 2　1～2年 3　3～4年 4　5年及以上 5　从没看过牙 99　不知道/记不清	
I2	在过去的12个月内，您有过牙龈（牙床）出血吗？	1　经常有 2　有时有 3　没有…………………………→	I4
I3	当您牙龈（牙床）出血时，您通常会怎么办？ **（可多选）**	1　注意刷牙 2　清水漱口 3　用盐水或药物漱口水漱口 4　服用药物 5　请牙科医生治疗 88　其他方法 6　没关系，我不理会	
I4	您刷牙的频率是？	1　每天刷牙2次或以上 2　只是每天早晨刷牙 3　只是每天晚上刷牙 4　不足1次/天 5　不刷牙	

调查结束时间（24小时制）：□□时□□分

中国慢性病及其危险因素监测（2012）

流动人口专题调查——身体测量记录表

身高、体重和腰围询问		
您好，下面我们会问您几个关于身高和体重的问题。		
K1	您知道自己的身高吗？	1 知道，为□□□.□ 厘米(cm) 2 不知道
K2	您知道自己的体重吗？	1 知道，为□□□.□ 公斤(kg) 2 不知道
K3	您知道自己的腰围吗？	1 知道，为□□□.□ 厘米(cm) 2 不知道
身体测量		
您好，下面我们将测量您的身高、体重、腰围和血压，请您配合。		
M1a	测量员姓名1	________________
M1b	测量员姓名2	________________
M2	身高 **调查员注意：身高如果超过量程，记录-9。**	□□□.□ 厘米(cm)
M3	体重 **调查员注意：体重如果超过量程，记录-9。**	□□□.□ 公斤(kg)
M4	腰围	□□□.□ 厘米(cm)

血压和心率			
M5	测量员姓名	________________	
M6	请记录测量血压场所的温度（℃）	□□.□ ℃（摄氏度）	
M7a	第1次读数 **调查员注意：测量对象休息15分钟后第1次测量并记录血压，休息1分钟后第2次测量血压和心率**	收缩压	□□□ (mmHg)
M7b		舒张压	□□□ (mmHg)
M7c		心率	□□□ 次/分

续表

血压和心率			
M8a	第2次读数 **调查员注意：记录第2次测量结果，待测量对象再休息1分钟后第3次测量血压和心率**	收缩压	□□□ (mmHg)
M8b		舒张压	□□□ (mmHg)
M8c		心率	□□□ 次/分
M9a	第3次读数 **记录第3次测量结果**	收缩压	□□□ (mmHg)
M9b		舒张压	□□□ (mmHg)
M9c		心率	□□□ 次/分

附录 5

中国慢性病及其危险因素监测（2012）流动人口专题调查各省和各监测点工作人员名单

一、北京市

北京市

曾晓芃、董　忠、李　刚、马爱娟、祁　琨、谢　瑾、谢　晨、周　滢

东城区

潘京海、邢丽丽、丁素琴、杨　勇、苏　颖、刘　赫、吴　伟、王　峥、顾凯辰、李明华、郭建欣、梁　頔、刘　峥、张　弛、薛一凡

海淀区

刘永泉、赵成芳、方　源、江　初、翟　蕾、应华清、王洪波、吴　曦、贾静源、何玲钧、刘晓文、王利清、张雪茹、魏云鹏、郭　宁

通州区

宋学军、刘晓峰、杨冬梅、韩卫民、常　欣、贾卫兰、邵春昕、杨　纲、曲　欣、魏　讴、苏晓曦、关　菲、尹超邦、周春宇、马万成

大兴区

高艳青、李冬梅、张月华、戴慧琴、刘滨畅、李　慧、李欣欣、陈达廷、吕庆伟、贾　昆、王宏宇、王　川、张婉春、韩海英、马志荣

二、天津市

天津市

江国虹、宋桂德、张　辉、王德征、张　颖、沈成凤、徐忠良

河西区

朱振海、郑鸿庆、温来欣、王　淼、韩玉莹、高　菲、王　玉、张　璐、张黎波、曹明丽、李　旺、王　旭

红桥区

李　琦、王　冉、穆　莹、孙建平、张伟来、刘秋爽、孙文龙、王昱翔、

徐艳茹、刘　军、王　莹、胡　晓、陈　阳、张露梅

滨海新区

王庆国、王　亭、柳红梅、倪　明、刘明法、田　薇、张玉喜、张平平、郭　剑、杨卓森、廖　惠、谢文琪、孙　磊、赵苗苗、秦秀丽

津南区

梁广忠、李志红、焦占英、沈军玺、段　端、李胜强、聂晓才、李龙玉、崔巧飞、赵　文、王志鹏、孙莉莉、杨　云、张洪秀、雷长虹

三、河北省

河北省

崔　泽、张建新、朱俊卿、张敬一、栗　华、曹亚景

张家口市

陈晓莉、曹　卓

桥东区

苏　维、王红梅、张晓燕、董　睿、高慧琴、梁苗裔、劣登峰、郭　静、高　利、宋婷婷

宣化县

赵海元、赵世武、左存锐、张　岩、刘玉明、杜万艳、秦镇江、张生春、李兴敏、李　敏、刘淑慧、王智卿、张宣杰、张树国、李恩宇、张玉玲、王海忠、赵亚男

邯郸市

管秀芹、孟　艳

邯郸县

魏树国、李金娥、吴小强、汲庆雪、刘志红、魏延其、张军洲、裴海英、崔建国、申俊涛、乔　欣、郭秀杰、卢　昱、韩建朝、杨　慧、李亚晶、周　敏、张　伟、王　蕾、孙江雷

武安市

魏延其、张军洲、裴海英、崔建国、申俊涛、乔　欣、郭秀杰、卢　昱、韩建朝、杨　慧、李亚晶、周　敏、张　伟、王　蕾、孙江雷

承德市

刘凯文、王天星

丰宁满族自治县

徐玉民、于清利、宋玉军、唐秋香、李金生、于　赢、崔树学、孙长有、

赵东华、李晓东、管桐润、安立峰、王鲁丰、万　宇、李淑丽

唐山市

张晓慧、李　芳

迁西县

李印国、盛振海、刘晓霞、陈晓东、王伟光、赵金鸽、赵　珊、翟　丽、晏金茹、冯国建、周瑞新、李志伟、刘春燕、任爱斌、盛　皓

开平区

刘建新、刘建业、杨　鸽、肖福胜、王秀华、刘　蕾、孙　晶、韩　蕊、董国会、郑　杰、孙长治、梁　晶、马　宁、侯艳霞、吴丽媛

秦皇岛市

徐朝阳、李晓华

海港区

李方阁、管丽敏、毕春梅、贾慧敏、敬　然、史佳瑶、孙　月、廉国静、郑丽华、孙　悦、王文利

四、山西省

山西省

张杰敏、柴志凯、泽　萍、何玉玲、李成莲

太原市杏花岭区

倪　芳、臧志刚、和苏毅、邓　强、赵　虹、张劲辉、李　昕、李芝玲、朱　祥、张丽红、刘晓屏、李兰英、李小丽、朱力华、刘旺丽

朔州市朔城区

孙焕成、卢　刚、唐建文、杨　勇、杨　静、土建慧、王保成、张　谅、胡　俊、李　溢、武步悦、卢　霞、武步礼、李爱珍、王　栋

平定县

王芝纯、白海林、王四元、贾源瑶、武金平、张向涛、韩有志、康　平、张万生、张　毅、冯卫星、吴艳红、侯晓燕、杨　艳

绛县

王勇虎、周迎敏、郭　咪、李姣霞、秦新胜、葛清华、彭卫霞、曹　玉、荆　红、赵宏岩、吉春梅、晁玉叶、刘　慧、郑晋峰、许　婷

临县

高春雷、李永宏、贺从云、李继平、刘　罡、李兰平、武炳明、刘晓英、王春江、刘芝芳、李　艳、李全成、刘　烽、孙平忠、刘秀娥

长治县

郭爱梅、张潞林、李来山、韩燕凌、王荣丽、李晶敏、牛苏平、王琼瑶、李　慧、连鹏飞、宋　涛、李　雅、姜　波、邓旭慧、梁　娜

五、内蒙古自治区

内蒙古自治区

钱永刚、惠春霞、徐驷红、陈文婕

巴林右旗

吴树良、曹显敏、王　笛、王伟新、李志远、那　仁、杨淑梅、尹淑玲、李　忠、杨志文

呼和浩特市回民区

曹　军、贾福清、张　丽、王瑞玲、牛晓艳、马爱芝、李爱玲、白会然、段晓荣、王美桃、高　燕、关　瑞、张丽琴、王宇欣、高　敏

巴彦淖尔市临河区

李　忠、贾凤晏、安　静、马　萍、刘美丽、丁建平、袁月新、乔淑萍、陈晓敏、刘爱珍、常秀娥、郝俊英、赵晓云、李　健

开鲁县

王国华、池金芳、靳树华、于守军、王　刚、王春红、赵庆春、巴义林、李子强、陈凤娟、宋冰梅、刘文志、刘玉辉、聂　兴、任丽静

苏尼特右旗

李桂村、田月英、鲁海霞、包　慧、郭凤兰、李艳萍、赵雪霏、罗卉郁、邹战军、乌兰格日勒、阿拉坦花、王军凤、张　上、陈亚静

六、辽宁省

辽宁省

卢春明、潘国伟、于连政、刘　莉、礼彦侠、那　军、李　宁、刁文丽

沈阳市沈北新区

唐　岩、吴　萍、何宏军、单　葵、杨　飙、洪连华、吕　钢、吴士剑、岳　进、黄伟兰、赵丽喆、侣艳艳、夏丽娟、郭　颖、王庆东

大连市沙河口区

王　浩、曹海彪、隋学林、张　烨、崔为军、孙　海、闫泽清、张　雪、许晓琪、迟志远、李智英、司海萍、夏　京、吕　嫔、李慧卿

鞍山市千山区

谭庆旭、时广兴、王秋柏、黄　龙、王南飞、李少鹏、杨　鑫、马丽芝、苏　然、修　娇、王凤琪、贾忠科、宋建友、付黎明、侯　鹏

阜新蒙古族自治县

董振波、金　娜、刘　宁、杨　勇、张建辉、边晓宇、杨丽芳、王　冬、姚淑君、李冬玲、郭玉华、张东宁、苏东柏、王　刚、董　礼

丹东凤城市

王庆忠、朱文利、隋立军、白　杨、魏　杰、李　杰、张晓美、蔡克峰、刘丽华、何月悦、曲晟鸣、王　帅、洪　江、崔　丹

辽阳县

田洪安、张大波、李迎秋、郭凤娟、金丽影、徐荣亮、何秀玲、赵成新、李　凤、王　丽、刘秀艳、赫丽敏、毛漫漫、段　颖、陈　红

七、吉林省

吉林省

范　明、刘建伟、朱颖俐、丁　冬、张晶波、梁淑杰、张　迪、侯筑林

长春市双阳区

王立辉、陈丽娜、赵紫薇、张　翼、国宏丽、郝　宇、王晶红、祖晓红、刘晓影、吴　昊

长春市南关区

王　珂、姜　辉、宋　乐、李　鹤、王　恒、赵鸿新、李蕴芳、石　昊、朱　爽、徐丽丽、王子尚

吉林市丰满区

赵亚春、李艳宏、马怡颖、贾春迪、周智誉、陈艳梅、方伟红、李凤银、宋丽萍、王晓宇、鲁　玲、张国宝、王　涛、辛宝才、姜　昆

龙井市

李山玉、罗艳丽、姜海淑、金京兰、刘永刚、王延萍、朴光明、文红莲、粟　宇、李兴燮、翟延龙、刘加成、金香梅、陈巨涛、崔英福

集安市

祝培森、于　洁、薛　亮、王　坤、蒋玉杰、金宝鑫、张少梅、丁　敏、张欣颖、刘丽艳、袁晓慧、丁　超、赵宏伟

八、黑龙江省

黑龙江省

尹冀源、姜　戈、赵英男、庞志刚、靳　林、王惠君、张亚旭

哈尔滨市南岗区

杨丽秋、何　慧、于　波、单晓丽、马　静、王威娜、李艳杰、张　威、金　晶、殷爱琴、任启智、夏玉庆、陈　梅、王　波

齐齐哈尔市铁锋区

刘慧荣、周长伟、赵艳红、李　晖、王爱民、陈本东、黄艳芬、王丽丽、解明霞、韩树林、石艳峰

富裕县

李晓光、周宪光、范明生、郭　岩、李春梅、宋秀梅、孙晓明、姜　萍、刘宪臣、乔俊峰、周小芬、张贵德、唐融融、姜丽萍、张志东

佳木斯市向阳区

李俊峰、张世丽、许红业、于　松、张　健、冯恺昱、李玉华、郭　伟、郭忠红、孟　哲、张桂兰、何　丹、池建军

虎林市

孙书良、蒋勇兴、范怀胜、王玉茹、冷　岩、李勤国、王志芬、张　帆、董连斌、李成坤、安景霞、阮俊华、解乐钦、王晓亮、安淑丽

宝清县

杨宏双、孙　羽、孙永峰、杜　慧、陈　翠、张洪芳、谭振福、常新刚、尤丽群、蔡克忠、吕连双、罗　静、梁洪彬

大庆市萨尔图区

金志才、周文庄、侯金香、邹春莲、孔祥慧、林俊峰、王　香、李艳娟、李连荣、高　颖、石　妍、姜润朝、王天江、李　佳、褚新宇

九、上海市

上海市

仲伟鉴、李新建、徐继英、姚海宏、严青华

金山区

陶建秀、高　霞、李轶群、钟海明、袁家春、陈　磊、吕家爱、王海燕、夏曙梅、叶　子、周　杰、朱晓云、魏雪辉、聂莲莲

松江区

朱美英、柳胜生、李志媛、苏旭燕、吴巧敏、徐春泽、安　娜、计凤妹、

罗　炜、杨银燕、王　伟、雷　念、吴　昊、钟丽琴、朱瑞红

黄浦区

王烨菁、高淑娜、王　飞、殷丽红、纪云芳、吴明玉、凌　青、陈　瑶、施婷婷、陈小珍、朱一鸣、冯列亚、方　青、肖运海、邵丹丹

宝山区

郭祖鹏、李明珠、刘世友、张志萍、薛俊磊、李　欣、莫　宁、王慕岗、陆天伦、严鸿兴、张年芳、卢家倩、杨文怡、高　峰、赵洪世

十、江苏省

江苏省

徐　燕、武　鸣、张永青、周金意、向全永、林　萍、潘晓群、覃　玉、杨　婕、陶　然、吕淑荣、苏　健、罗鹏飞、韩仁强、杜文聪

南京市浦口区

林其洲、李德林、郑爱林、张汉秋、刘　阳、庄树林、张小燕、高　磊、施　展、陈　鑫、李　成、刘秀平、沈传兵、杨玉兰、樊卫国

盐城市响水县

朱成刚、王桂花、周芬芬、王　群、张树海、顾启伟、尹艳艳、陈树菊、孔祥贵、仇正芳、孙祥华、潘永生、嵇爱红、王丽丽、刘媛媛

徐州市云龙区

张侃侃、李　丽、张黎黎、冯婷婷、王琳娜、李学峰、姚　远、毕　俊、吕　婷、姜新国、王　强、刘　琳、刘亚鹏、张雪艳、谢　贵

张家港市

杜国明、马　挺、邱　晶、王晓飞、何丽娜、施菊萍、季梅新、钱晓东、顾国英、俞　霞、常敏丹、刘　萍、刘　芳、黄宇梅、马丽娟

苏州市吴中区

金建荣、刘景超、马菊萍、顾建芬、李清华、徐雪龙、张　华、姚　澄、吴福英

金湖县

孙道宽、何士林、张崇华、廖丽莎、招倩倩、杨　帆、茆文珍、何伏华、张光贵、邹晓玲、陈茂勇、蔡士旬、那崇伍、桂千红、雷　婷

十一、浙江省

浙江省

俞　敏、胡如英、王　浩、龚巍巍、王立新、何青芳、潘　劲

杭州市下城区

何玉芳、周晓红、席胜军、赵　琪、寿　钧、冯友娣、杨　青、商晓春、赵雪琴、张　睿、谢　嘉、施　航、戴瑶瑶、桑　娴、程　云

桐乡市

钱一建、施坤祥、王春梅、韩雅斌、谢开婿、陈玲琍、潘亚兴、商颖钰、陈国征、沈亚萍、顾颖琦、俞云萍、张　洁、许秋云、朱伟东

金华市婺城区

朱匡纪、汤建英、陈静英、沈伟军、苏旭斌、戴航美、杜俊稳、方品尧、余　璐、朱卸钱

安吉县

曹　乙、何继红、张喜琴、庞家凤、朱　敏、朱慧兰、俞爱娜、游继存、付玉琴、郑芝玲、章　琦、黄　力、王　倩

奉化市

孙　嵩、冯　伟、曹云生、汪晓敏、王建军、俞全国、樊伟方、钱巧赞、江金伦、陈　静、张春川

遂昌县

钟宏燕、雷仙育、占群英、朱小兵、王晓敏、杨　敏、项春燕、钟　玥、周文龙、钟芳兰、吕红云

十二、安徽省

安徽省

刘志荣、吴庆生、徐　伟、谢建嵘、叶　林、王安莲

安庆市宜秀区

王付合、李友进、陈宏伟、张美金、江　玲、郝润华、余　跃、杨孝梅、李　相、朱　宁、宋海燕、陈　静、吴导知

泾县

余永明、伍沪文、刘安阜、周　勇、潘　勇、张红珍、朱　勇、张　杰、肖　红、王　萍、何　平

合肥市包河区

范良乐、袁思泉、张俊朝、张楼鸣、宫小刚、刘　灿、刘小丽、郑文榜、

高旭东、余　超、张俊青、王　茜、刘　玮、桂　云

天长市

胡　彪、杭民东、袁学芹、杨秀荣、叶　盛、戴书云、胡春明、赵玉林、陈　杰、吴　军、丁　萍

马鞍山市雨山区

陈修田、李洪明、秦本祥、高荣新、聂宗祥、刘晓玲、陈玉铁、魏登攀、王纯红

蒙城县

王　勇、刘　翔、李　影、张爱东、慕孟侠、张爱东、张超军、毕凛然、朱德志

十三、福建省

福建省

陈国忠、林曙光、钟文玲、陈铁晖、林修全、叶　莺、黄少芬、林　熙

三明市梅列区

曾　铮、吴康金、陈培琼、陈绍惠、黄国良、杨凤顺、曾莉莎、郑　英、郑　蓉、林玉芳、梁景明、刘小滨、黄丽炜、陈秀蓉、刘妃英

惠安县

林思舜、林春晖、康炳奎、柳美凤、杨雪香、刘庆烟、张冬雪、汪卫东、柳美辉、王燕玲、涂若望、陈群峰、林建平、王伟忠、康安阳

建瓯县

黄健新、裴振义、熊　健、叶晓平、陈丽彩、魏桂华、吕　航、徐肖健、伍　芳、叶婷婷、张明荣、蔡　宏、钟　凌、陈　雯、黄宇虹

永定县

张日树、苏德忠、卢建聪、吴伟煌、谢信南、卢秋玉、曾忠林、苏雪梅、张裕钰、戴锦辉、罗灿忠、张宾娥、罗小芳、黄兆成、李翠兰

宁德市蕉城区

李锡武、陈启明、吴巧月、阮婷婷、黄惠容、林志英、冯作源、王功前、乐凤景、乐凤庆、林挺花、张成彬、余桂英

十四、江西省

江西省

朱丽萍、颜　玮、陈轶英、吉　路、刘　杰、王瑞平、何军荣、刘　雯

南昌市东湖区

舒惠玲、王信颖、刘　璐、张艳云、万　乐、童丽娟、陈　魁、卓豪人、刘菁萍、杜一声、龙国春、裴海飞、易海雯、马美女、王丽仙

上高县

黄如荣、何伟生、赵卫东、伍会扫、谢四化、徐　光、杨晓敏、黄　娟、陈　蓉、刘桂英、叶江西、简费芳、黎彩虹、杨　希、游文娟

武宁县

潘盛林、毛晓春、帅玉玲、邹德政、邓　宁、邹竹芳、华功荣、刘彦明、胡先伟、陈希龙、韦秀清、崔凤梅、赵家帆、王国华、万　聪

赣州市章贡区

肖　光、罗华彬、蒙咏梅、苏德云、张　华、任学纳、谢春英、徐　凯、张纯碧、张起坪、何伯云、简小珊、曾　强、张红进、刘继鸣

龙南县

钟　灵、赖永赣、丁　芳、钟雄文、廖峻峰、傅秋生、黄瑞燕、彭旻微、谢　骏、林　玲、陈雪芳、凌惠芹、凌颖琴、曾伟玲、郭　薇

十五、山东省

山东省

郭晓雷、张吉玉、鹿子龙、唐俊利、徐春晓、陈先献、刘海燕、付振涛、楚　洁、董　静、任　杰

青岛市北区

薛守勇、刘　侠、高　超、杨　敏、邹健宏、赵　玲、刘　侠、高　超、傅红伟、傅双甜、王　康、孙　慧、金雪松、程增广、曹玮琳

青岛市李沧区

侯　伟、郑晓艳、刘淑君、向　蓉、马　平、王　璐、杨　坚、张文辉、袁　妲、刘吉本、王珊珊、王理磊、孙玉鹏、刘海燕、李筱茹

沂源县

李东芝、王　谦、林风金、齐海成、孙　涛、张　惠、于国华、孙　璞、郑会娟、张　晴、白建国、张艳梅、李洪梅、齐　霞、崔宝强

枣庄市薛城区

宋洪燕、杨其申、田　超、薛　倩、扈延靖、李书强、秦华辉、郭　静、褚晓芬、孙媛媛、马秀芝、李景海

烟台市芝罘区

黄建新、付竹霓、王心祥、张　勇、王筠惠、徐成虎、薛　聃、李慧鹏、许国峰、高娜娜、姜　鑫、张　鹏、孙常亮、李　成、董芳艳

蓬莱市

宁福江、张　强、吴　涛、卢艳玲、罗丽梅、贺巧红、秦宏展、吴京辉、董　鹏、杨　艳、马进海、纪经海、张利泉、王晓妍、战金来

高密市

李锡朋、宫献升、黄一峰、岳　文、马瑞花、谢　珍、冷冠群、单宝磊、范建辉、王立业、王仲秋、王耀刚、邹爱萍、郭清华、唐新琦

莱芜市莱城区

陈仕保、丁丽平、孙国峰、张海波、尚明香、吕明星、毕顺霞、田　亮、吕明飞、王　宁、周凤霞、亓　哲、董爱凤、亓金凤、吕慎军

沂水县

杨恩兵、刘持菊、王维霞、高　坤、巩　帅、贺峻峰、张翠晓、张　帆、付广芹、杨登强、张江宝

十六、河南省

河南省

朱宝玉、周　刚、冯石献、高　莉、王丛丛、李爱红

永城市

蒋静易、周广超、杨兰增、崔振荣、朱　丽、沈　阳、张艳丽、周文娟、蒋小林、孙　焕、王海山、苏永军、朱明杰、庞丽丽、夏晓红

新乡县

张习斌、李保林、丁晋霞、刘小锁、王军民、张桂新、牛进岭、周素梅、李　琦、王　芳、王善文、张红艳、姬红霞、王艳宇、靳长艳

信阳市浉河区

耿　华、葛永胜、张黎明、陆　飞、顾琼阳、褚国勇、孙琛琛、张　莉、陈平平、张　婷、马　静、黄芳芳、李如记、孙　玉、王海静

新安县

郭　鹏、王为民、王跃玲、李　辉、张振飞、龚进国、吕小婷、翟晓菊、李天伟、王彦峰、郅　艳、江　丽、孙丽萍、王　霞

郑州市中原区

孙文娟、薛　燕、宋建勋、杨雯雯、许　燕、王会丽、安　妮、王海宁、

马玲玲、魏高翔、吕文静、黄　涛、杨晓光、冯茜敏

安阳县

杨长虹、王振静、王　洁、王姗姗、刘爱玲、杜月灵、郑爱云、刘玉霞、王华军、张爱芳、冼景裕、郭　帆、郭　方、李红霞、常军玲

栾川县

张淑娜、黄建生、关　柯、田　聃、吕欣欣、崔　雷、庞　飞、石国瑞、张程翔、左　苗、尤玉娜、李琳君、商小妞、关钢涛、魏广社、胡志贤

唐河县

刘万广、龚改玲、靖　翰、王文杰、杨　方、吕应凡、刘建丽、白　雁、杜　娟、王彦华、邢芸鹤、王　俊、刘　阳、陈　佳、郑立展

十七、湖北省

湖北省

黄希宝、张庆军、张　岚、何田静、潘敬菊、龚　洁、普智敏、蔡冬青

黄石市黄石港区

张　昭、陈　燕、涂逸鸾、张　萌、冯美容、朱端孝、谭紫兰、郭　颖、杨　阳、冯文智、龙俊杰、曾红薇、刘青青、邵　琪、朱艳红

武汉市江岸区

朱慈华、吴　凯、张茸茸、邓军华、唐　欣、杨　明、骆晓坤、方丽平、彭筱民、李长全、袁　泉、柳娅婷、陈　钢、叶　琳

宜昌市伍家岗区

胡　池、程德明、吴　婵、杨佳娟、向　平、李传勇、张绍林、许秀琴、李　黎、龚明晶、付　蓉、刘　铭、李巧巧、张思军

天门市

何明辉、罗　芬、李　华、金　勇、吴明雄、邹　昀、罗后涌、程碧娥、彭梅芳、杨国斌、周　锦、方　兴、张姣萍、张莉华、熊　伟

襄阳市襄城区

蔡冬青、陶仙华、柳　絮、陈德江、程　猛、靳桂红、米晓燕、胡小吉、李传慧、李　萌

孝感市孝南区

陈卫军、胡创业、陈福胜、李新权、梁　进、汪立先、徐拥军、楚志华、况玉环、张　玲、阚慧娟、李　志、吴　端、黄　亮

十八、湖南省

湖南省

黄跃龙、李光春、金东辉、刘慧琳、刘加吾、付中喜、徐巧华

洪江市

易思连、杨雪娜、刘春艳、田梓良、向忠英、向早香、蒋柠锾、蒋大治、申　明、蒋　艳、龙飞燕、姜晓丹、寻英姿、段美君、谢　漫

郴州市苏仙区

段云飞、廖红军、李　霞、张中权、欧　炼、廖红花、喻　艳、朱怡静、李武艺、廖利红、徐　琰、曹　敏、黄盛俊、李森立、陈玲艳

浏阳市

许　欣、熊佑平、谭仲文、贾维芳、彭运芳、阳清平、李先知、龙花君、陈　静、沈新建、王鲜丽、张莉波、刘娉婷、陈　静（小）、邝忠学

凤凰县

彭海燕、杨胜元、向玉清、彭　磊、杨伟英、郑振清、王　慧、冉　丽、吴胜平、吴盛梅、龙吉刚、王静成、米成梅、熊　丽、杨云华

长沙市天心区

付志勇、汤大明、莫苗芳、陈　灿、陈强知、陶荣琴、侯　芳、姜　程、吴文双、宋新兵、方遥远

平江县

邓丽君、艾概泉、李葵华、赖玲令、吴芬芳、邱耀明、王窕辉、万石玉、余珍熙、罗清均、李　烨、袁　爱、汤红姝、邓卓娅、俞成才

常德市武陵区

康兴中、戴　珺、王立亚、徐　虹、杨　芬、葛淑萍、楚国科、朱晓辉、冀　辉、曾志刚、戴晓婉、刘穗军、袁璧君、汪　荣、涂林慧

十九、广东省

广东省

邓惠鸿、许燕君、许晓君、蔡秋茂、夏　亮、周少恩、徐浩锋、谭剑斌

广州市越秀区

潘冰莹（市）、梁会营（市）、龚诚华、戴丽萍、翁　帆、姜宜海、蔡梅英、曾立忠、张　婷、王金平、云　俊、吴洁明、钟慧秀、陈昱丰

韶关市曲江区

吴晓惠（市）、肖晓文（市）、郑宝瑜、刘　涛、李少雄、吕小元、杨　俊、

谭卫平、伍红艳、肖春娣、李韶俊、吴　亮、朱小梅、李垂英、吴跃兰

四会市

林绍良（市）、梁大艳（市）、钟伟强（市）、陆素颖（市）、李俊强、曾志凌、谭焕容、何志强、何铭斌、彭简容、苏　莉、苏雯君、潘桂好、黄国珍、梁露丹、陈惜玉、吴燕珠、邵致鑫、陈洁文

汕尾市城区

陈　纯、黄丽萍、江利炯、莫怡冲、施文生、施小如、陈海云、朱海玲、许迎新、彭小欢、洪燕宁、陈丽萍、郑　伟、朱连开、陈智标

云浮市云城区

陈伟文、黄图华、黄庆荣、陈小敏、何沛珍、刘燕敏、姚伟珍、李东渝、王艺英、叶朝红、何志强、冯立刚、梁金才

五华县

李科伦（市）、付金玉（市）、曾祥伟、李奇瑞、甘志辉、刘飞辉、曾　婷、曾少媚、杨彩文、温兆铎、张丽娟、翁柳玲、陈小燕、李冬霞、张才禄

二十、广西壮族自治区

广西壮族自治区

方钟燎、杨　虹、罗水英、许晶晶、黄　佟、黄　颖

北海市海城区

谢　平、陈　玲、许翠玲、茹　立、叶永梅、张文丽、张伟英、颜小桂、庞学巳、周甫聪、陈丽珍、邓桂兰、苏相姨、龙　莎、叶小霞、陈　慧、郭　冰、林　琳、成　辉

柳州市柳北区

蒙进怀、潘　榕、蒋琦莲、秦景新、张伟源、陈宁钰、刘　芸、杨振兴、黄亚妮、陈艺肖、韦燕芳、周丽媛、韦柳萍、黄兰梅、莫艳勤

河池市金城江区

司国爱、骆秀玉、王爱凤、韦丽荣、杨家信、吴　丹、罗九一、韦广恒、黄晓瑜、韦向新、韦剑锋、覃丽锐

宾阳县

李汝新、梁　海、罗宗宾、李　群、何作凡、屈锦秀、李秀霞、李　伟、甘晓琴、胡燕美、罗　燕、葛兰香、刘水金、陆小珍、韦　宇、陈伟强、陈俪文、黄英哲、林加义、陆秋梅、何文峰、覃善玲、彭宗林、吴树勤、郑卫杰、陈　威

桂林市秀峰区

阳　冬、马金海、李春红、王小英、黄　灵、蒋兴兴、刘　昊、唐一玉、范隆军、兰柏生、康玲秀、秦　琦、秦　欢、岑松远、邓欣欣、莫建超、李文珍、石艳梅、刘建芳、黄俏雪、康秦颖、汪玉芳、全露婕、熊玉珍、唐晨芬、胡　伟、韦　敏、薛云龙、杨华伟、潘　俊、黄　昆

田东县

黄高恒、温正恒、覃元开、黄美条、刘慧民、童江虹、杨美标、粟巧玲、陈　星、陆成漫、黎荣海、黄荣彪、陈　艳、刘　艳、凌国很、岑笃策、张付明

二十一、海南省

海南省

王善青、胡锡敏、王红美、符　艳、符振旺、王小焕、王兴任、吴红英

定安县

莫永强、陈浩南、孙发睿、叶莉莉、黄翠霞、苏文星、陈春美、何爱珍、王少波、郑　冰、王千雯、梁　娇、毛淑英、莫周武

海口市美兰区

陈春杏、张德健、郑向阳、刘　松、张睿哲、李贻君、梁　锦、陈　曦、叶秀尧、黄海娟

二十二、重庆市

重庆市

丁贤彬、毛德强、吕晓燕、张春华、漆　莉、许静茹

万州区

郑代坤、孟言浦、付克万、周　勇、彭　瑾、张　婷、张晓东、张　斯、曹流洋、邓亚婷、张洪琼、冯世秀、赵　娜、丁建文、慕宁浩

大足区

王爱民、李万华、陈　刚、陈　杰、赵　瑜、王明艳、陈中柱、杨东昇、李晓丽、裴　璐

沙坪坝区

戴　梅、蔡　静、余代芳、任　婕、胡　夏、龙　佳、吴宜云、刘飞岑、文方育、廖世燕、袁小红、刘继红、汪从琼、张秋雨

渝中区

彭　焱、周　琦、彭志平、张　雍、尤　康、冷文杰、钱应群、孟小容、黄　勇、金　楠、李思杰

二十三、四川省

四川省

吴先萍、邓　颖、季　奎、张宁梅、刘潇霞、陈晓芳、易光辉

成都市青羊区

黄世蓉、奉雪冬、张牧兰、王丽丽、宋丹凤、韩天旭、廖亚兰、邱　平、曾　琴、常思思、余　循、穆　馨、熊治璋、陈秀岚

彭州市

阙祥三、陈小芳、杨　蓉、王　建、李　娜、陈　丽、唐　琪、王　宏、杨宗勇、杨小艳、张国峰、简守云、黄　妍

汉源县

郭万勇、张　鉴、陈德友、彭　敏、吴国林、姜丽萍、陈元辉、余俊洁、郭　燕、周　蓉、易　佳、孙　琳、何道容、陈树刚

资中县

黄　波、何　晖、钟晓君、祝　轶、陈　莉、朱键佳、黄俊华、王国民、刘　源、詹　莲、何　夷、邹　斌、郭　琪

西充县

何育熙、冯　涛、冯　静、李　敏、王　波、李　锐、张　毅、冯　军、赵静之、李小英、何学会、李小华、严　肃、杨晓云、刘晋峰

康定县

韩　江、泽仁拥珍、娜　姆、潘　波、王　芳、周凤菊、李晓娟、杨绪芳、钱永春、张　玲、徐　霞、白　玲、潘　燕、谢自强、杨安贫

越西县

张燕斌、唐文春、王砚秋、吕咏梅、吉晓林、代　勇、李　琼、谭　敏、郭启芬、夏雪梅、薛顺奇、毛　华、薛新志

攀枝花市仁和区

李万良、唐富荣、袁国彪、王　芳、汪　杰、李　平、周莉萍、余　楠、彭福美、张明红、李　红、王文平、何凤霞、肖艳辉、纳学文

二十四、贵州省

贵州省

王定明、孙良先、刘　涛、李　凌、刘　丹、唐莉娜、徐莉娜、郭生琼

玉屏侗族自治县

龙君钦、奚万均、姚元进、杨　华、石　虹、马木香、杨　会、黄巧云、陆承凯、罗道均、龙　平、易　艳、张玉华、刘　池、洪　伟

独山县

孙德伦、张　健、谢廷华、马清兰、王茂平、孟晓泉、李明荔、杨秀军、邹远玲、陆国庆、胡咏梅、藤树芬、伍红亚、罗　敏、陈晨曲

福泉市

王德新、谌世晖、杨文正、万　荣、罗大志、祝钲洋、王正梅、向兴叶、刘永东、李　海、王红梅、宋　冰、沙　莉、袁维仙

遵义市红花岗区

熊丽兵、罗映红、胡庆华、杨定洪、冉勤会、高正勇、林桂燕、梁玉会、于　勇、邓玉全、曹　芃、胡英华、张元富、刘相伟、刘庆丽

湄潭县

李南石、陈卓梅、刘　刈、周国安、张绍昌、张润霞、刘　艳、谢金萍、杨　永、范正发、彭国军、杨　鑫、王传云、黄　展、张伟伟

二十五、云南省

云南省

肖义泽、杨永芳、许　雯、段　婧、洪汝丹

兰坪县

杨炳星、和映山、杨红玉、和金彪、李德香、李增荣、谢秀珍、尹瑞琴、龙建秀、和全义、李家月、杨美君、赵振奇、王春仙、张义国

广南县

庞明江、陈升文、蒙礼正、李燕琼、王　竹、杨其元、黄云娟、何志安、唐乘舜、王文甄、罗　伟、张仁芬、彭国芳、李明洁、李仕林

玉溪市红塔区

李　昆、师玉琼、谢　芳、张　莉、林　蕾、赵明洪、沈　婷、师　柔、陈桂玲、秦　东、邓家国、张兆明、飞力萍、郑艳琼

昆明市官渡区

栗　霏、詹　衡、张树兰、孔　娟、张云先、赵　娟、段培华、杨克江、

王　丽、金翠芬、李宏伟、李婷婷、蒋玲荣、曾　麟、高祎冉

通海县

李永福、钱正荣、李旭梅、储慧芬、李　文、杨春琼、钱正文、郭莉仙、李　坚、端海涛、杨秀梅、黄　艳、岳　丽、蔡丽梅、刘海涛

勐腊县

刘华兴、杨顺云、谢开华、李家贵、刘春梅、何慧芝、李芳芳、朱　静、叶　斌、陈诗梅、陆桂珍、李光祥、依旺叫、依　腊、石　慧

二十六、西藏自治区

西藏自治区

白国霞、嘎玛仓决、胡永红、丹　措、普　穷

乃东县

曹俊洪、尼玛卓嘎、张建平、刘月英、次　央、白玛拉姆、朱小江、罗小云、次仁卓嘎、普布格桑

拉萨市城关区

次德吉、阿旺晋美、琼卓玛、马　强、马晓欣、边巴央宗、次仁彭措

二十七、陕西省

陕西省

王敬军、刘　峰、马金刚、飒日娜、李　曼、李亚军、王艳平

眉县

王　宏、杨彩玲、刘建飞、谭　文、马建奇、姚元华、李翠玲、兰志超、杜水泉、朱文丽、赵　云、安　宁、张　芳、王　兰、康芳霞

铜川市王益区

赵春娥、陈　飞、薛长城、李彦伟、赵旭东、丁锦风、赵晓燕、王雪英、郑铜兰、王铜侠、谢玉侠、高　燕、李双龙、赵　兵、郭俊杰

华阴市

张同太、孙　军、黄晓鸽、王晓莹、陈红星、叶虎玉、钱　鑫、张济德、贺改雄、庞　骅、穆　莎、刘　强、杨　润、牛　静、王召启

旬阳县

吴万堂、王义重、王万成、张继满、李兴东、吉　鸿、刘　娟、阮　媛、刘启祥、陈晓勇、张亿宝、陈行运、敖　军、谢高英、刘小玲

延安市宝塔区

高俊成、曹　岩、王晓英、高　虹、李有霞、刘慧娟、吴春玲、冯　霞、曹文婷、薛玉萍、罗新元、藏青梅、白延慧、谢小玲、李怀莲

二十八、甘肃省

甘肃省

格鹏飞、任晓岚、董彩霞、张　静、张丑吉、范浩强、席金恩、张永瑞

天水市麦积区

毛恩科、李忠孝、雷玉龙、王小平、罗小兵、文小龙、胡伟杰、缑晓斐、朱军华、陈　媛、刘毓忱、董　澜、周伊春、王　芳、陈　文

武威市凉州区

李俊山、李向国、梁莉萍、刘海峰、陈有明、李建军、袁　德、闫　洁、肖生顺、郭　威、李明明、朱德竟

靖远县

王志伟、李连升、高维义、孟作胜、金志毅、魏久生、李小清、高跟霞、师学琼、王有刚、欧尔仁

临潭县

常胜杰、姚文林、张　宏、李永举、赵瑞喜、王梅香、牛学芳、祁少华、李海梅、党晓辉、牛晓玲、宁喜才

张掖市甘州区

张森乔、王泽平、苏　焰、赵锋辉、王金金、谢　晶、赵惠敏、赵学峰、薛建春、石　霞、郭丽娟、王　敏、刘晓梅、李博文、薛秀芳

二十九、青海省

青海省

李溥仁、周素霞、韦文会、沙琼玥、赵　萍

平安县

马迎旭、钟海琼、祁建德、张有瑾、赵海萍、旺麻仁增、杨　薇、李秀琴、贺生兰、崔永军

门源县

赵廷初、赵海云、谢索才、张延来、孔庆莲、陈材正、马秉莉、马爱英、孔庆霞、麻永兰、王玉祥、彭宗丽、周玉琼、陈琳正

格尔木市

雷志英、李伟玲、陈　霞、董　宁、冯苓晖、陈文霞、李传俊、靳永杰、陈　娜、雷　波、韩永梅、祁　玲

三十、宁夏回族自治区

宁夏回族自治区

赵建华、杨　艺、张银娥、谢　帆、王晓莉、曹守勤、关　健

银川市兴庆区

雷　静、张嫣平、刘彩萍、于明哲、胡　皓、马燕蓉、陈万林、马丽霞、董旭峰、张伟宏、张　佳、行　星

中宁县

徐自清、白雪松、丁宁辉、王明祥、柳建茹、张振华、张　瑞、王　铭、康菊琴、王　静、张　蓓、王丽楠、侯　军、姬　燕、金　莉

三十一、新疆维吾尔自治区

新疆维吾尔自治区

倪明健、刘来新、张　荣、者　炜、廖佩花、关玉梅、索菲亚、陈　佳

伊宁市

常学杰、赵蓉莉、孙晓娟、赵金慧、马　静、阿依库木斯、杨　香、鲜　红、林　伟、幸江丽、魏雯雯、沙吾列、卡玛尔

乌鲁木齐市天山区

宋丽华、陈海英、李　阳、麦迪娜、张晋亮、米娜瓦、阿依努尔、热依拉、李晓敏、樊英杰、祖热锡、孔慧敏、马　璇、马红燕、刘丽萍

和田市

陈晓凤、刘光文、吴　磊、艾克拜尔、欧建清、排日代、木拉提江、段宝金、张　平、吾买尔江、任慧敏、艾则孜、古勒巴合热木、合力力、米娜瓦尔

喀什市

梁　俊、申中美、张新荣、夏江红、肖　丽、吴晓飞、田　伟、贾晓英、黄　艺、居来提、杨　林、买合木江、阿迪力、李秀文、肖旭华

新和县

任卫清、许红君、覃　建、阿不都克然木、热西单司马义、郁　华、郭　娟、塞外儿尼沙、古丽加马力、古扎努尔、刘宏满

三十二、新疆生产建设兵团

新疆生产建设兵团

殷泰平、刘　为、李凡卡、敬　雯、申嘉丛

第二师

周喜元、丁宏达、李　瑛、薛义庆、徐　洁、韩　党、张晓明、沙萍萍、牛东升、孙晓慧、刘承毅、曹　磊、牟学德、赵　群、彭雪莲

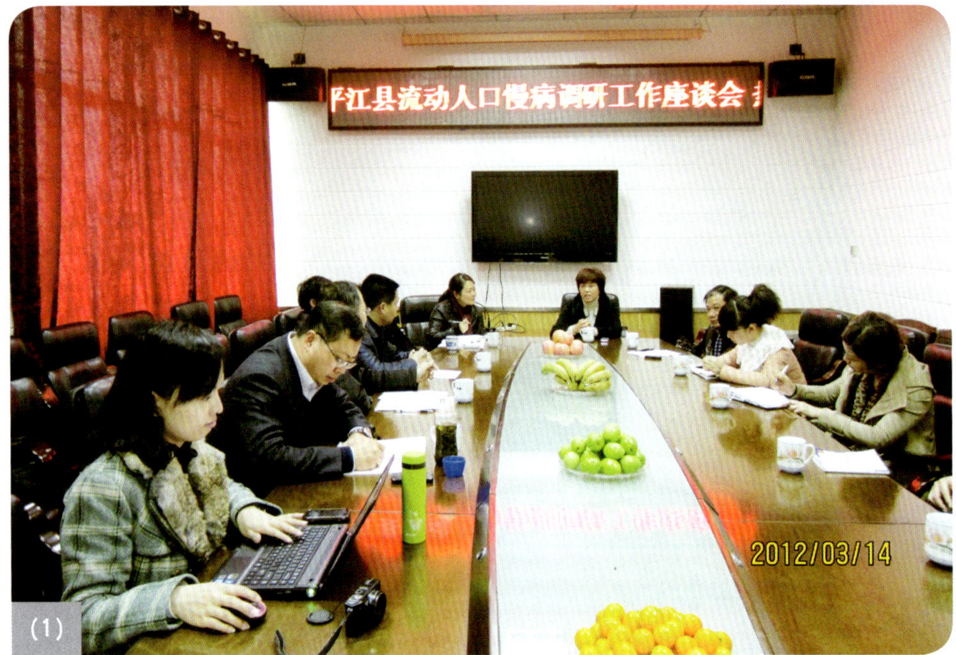

(1)

（1）赴湖南省前期调研
（2）湖北省预调查－培训

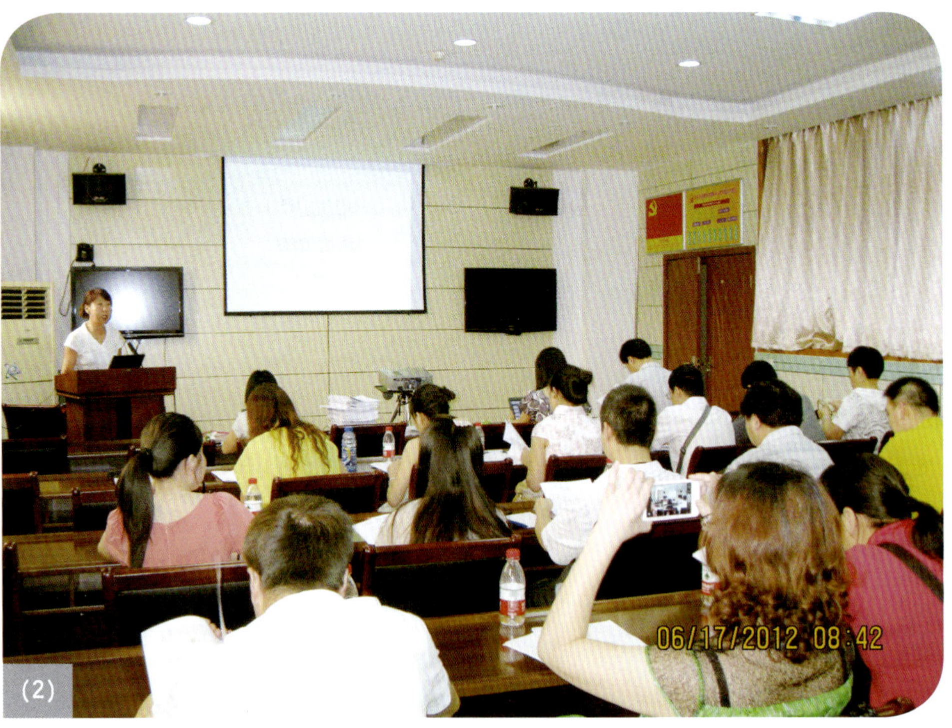

(2)

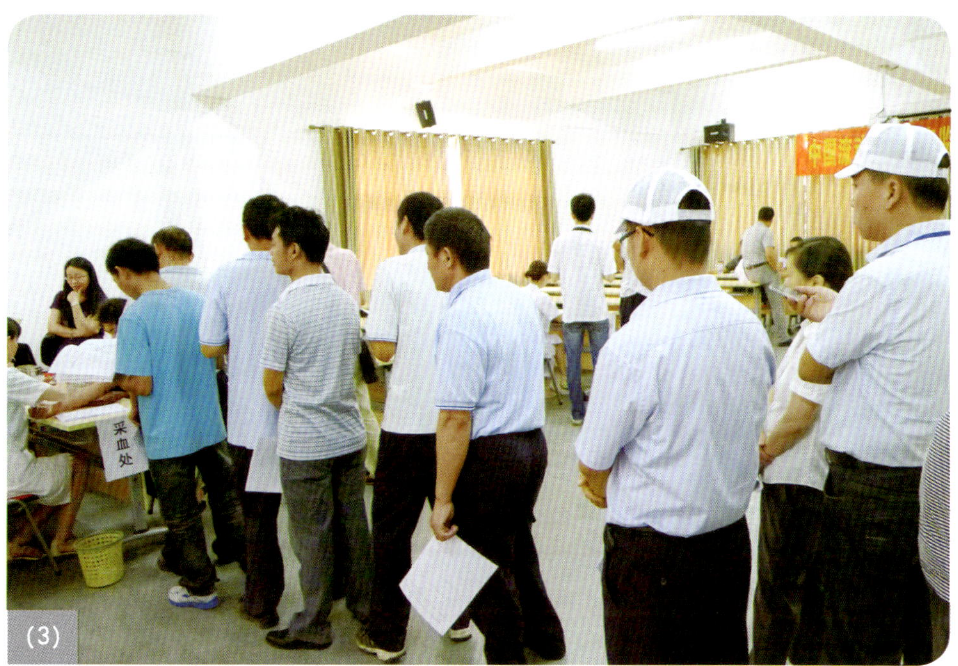

(3) 湖北省预调查 - 现场
(4) 湖北省预调查 - 座谈

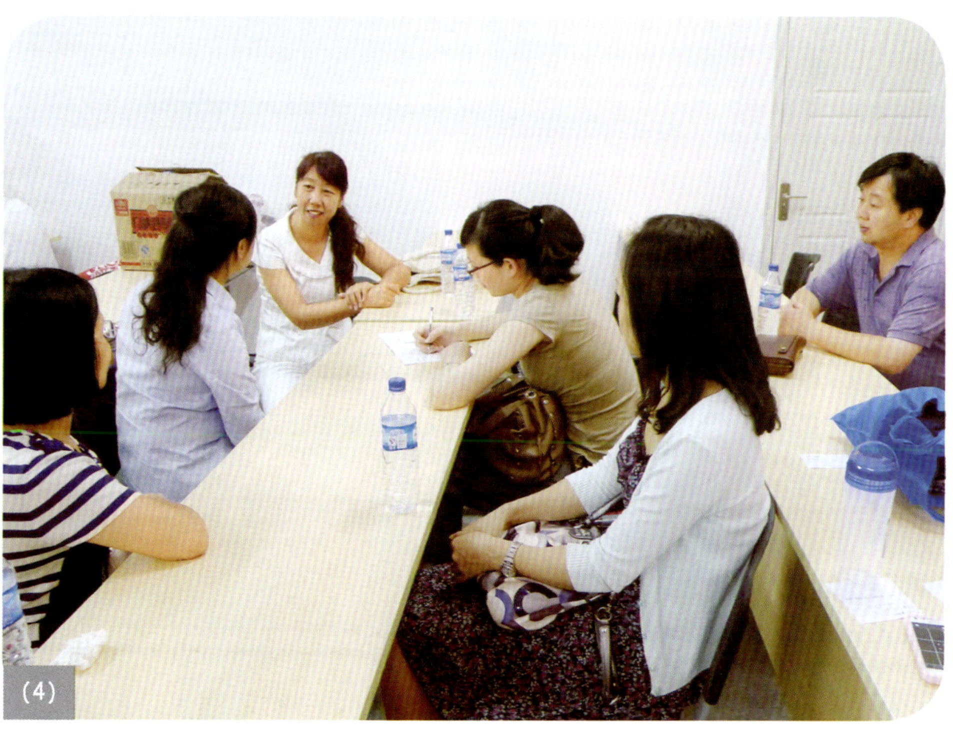

国家级培训

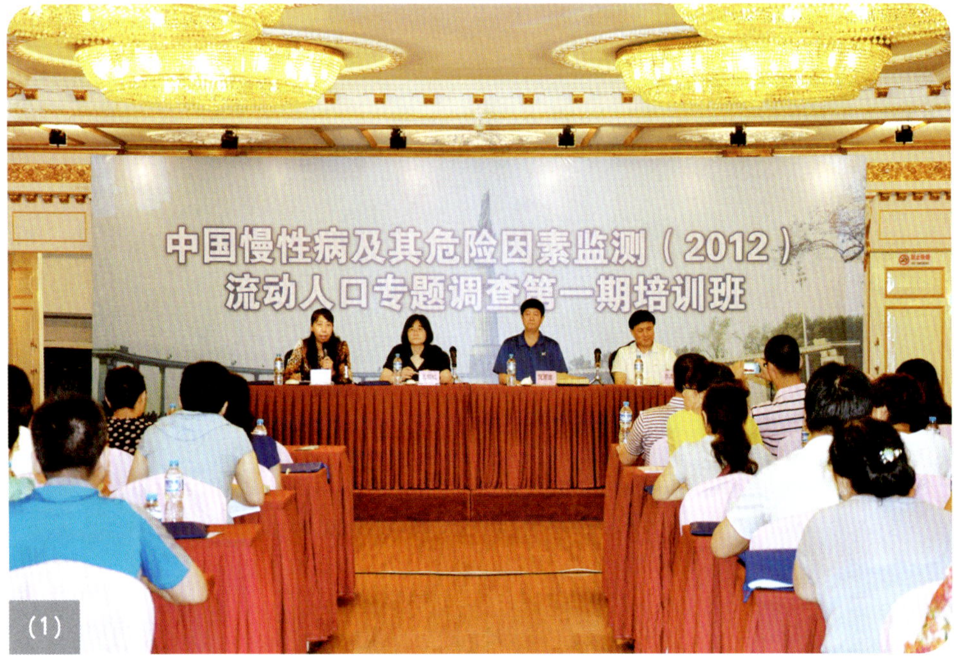

（1）第一期省级师资培训班－哈尔滨市
（2）第二期省级师资培训班－北海市

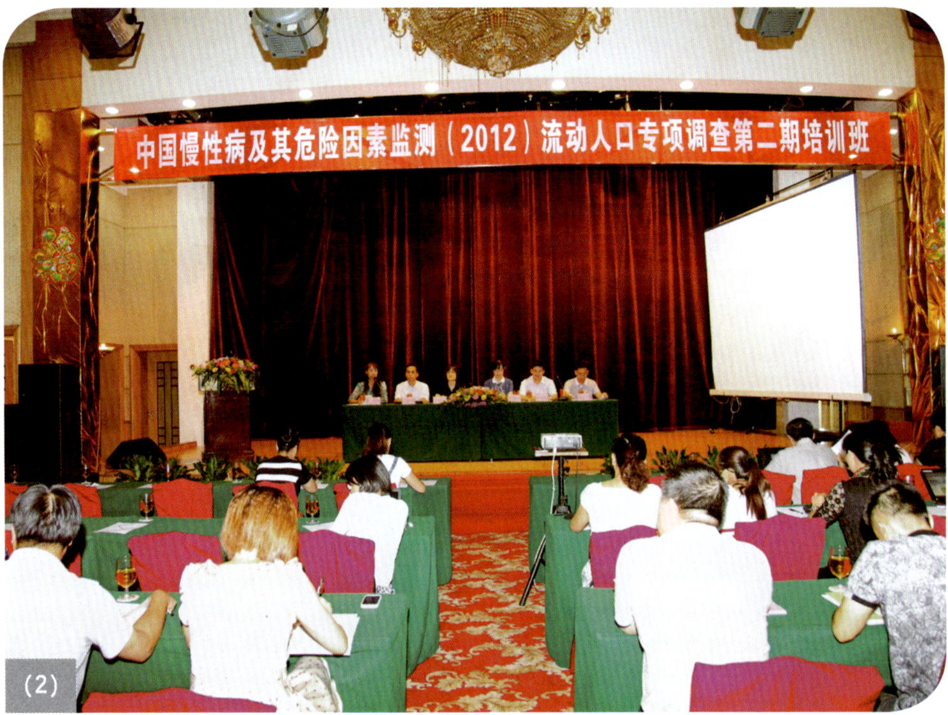

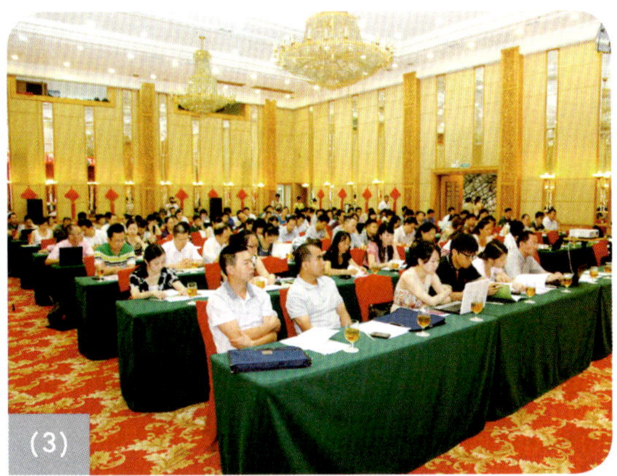
(3)

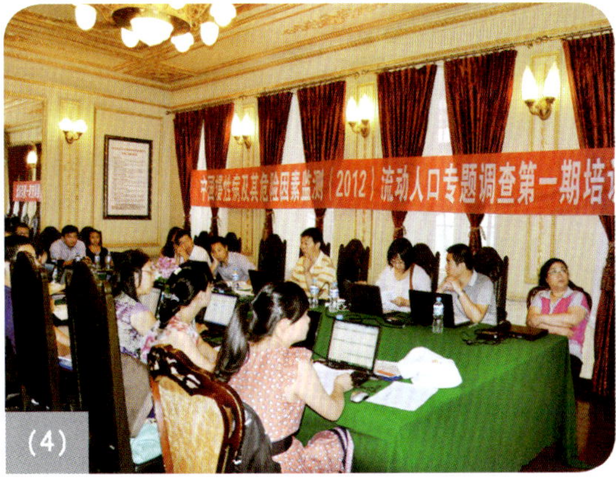

(4)

(3) 学员认真听课
(4) 数据录入平台授课
(5) 实验室检测授课
(6) 问卷练习

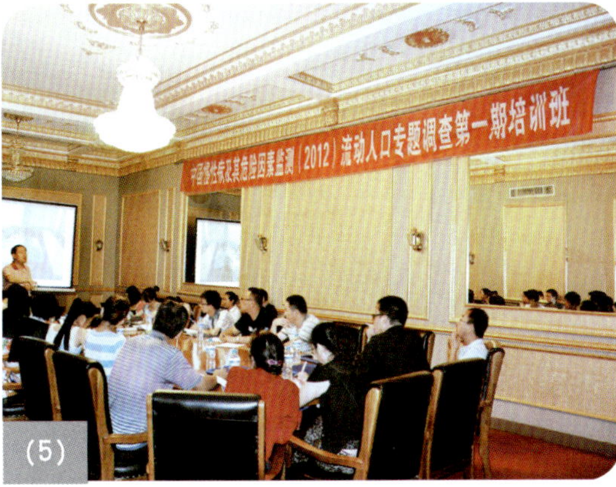

(5)

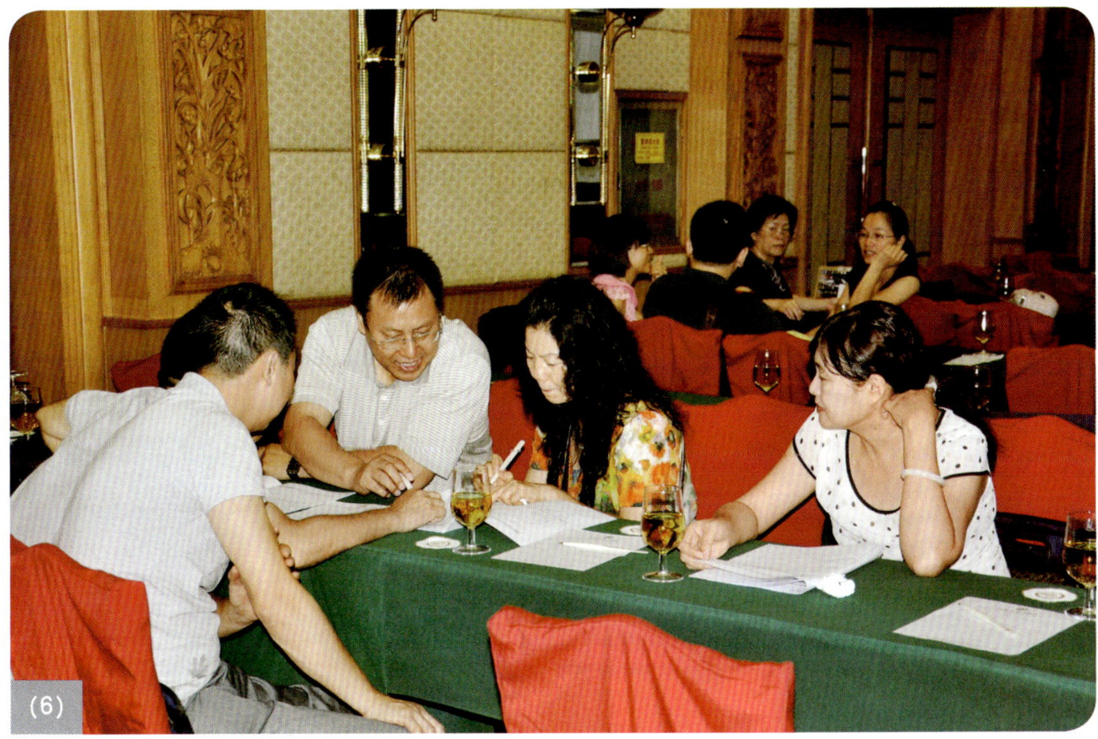
(6)

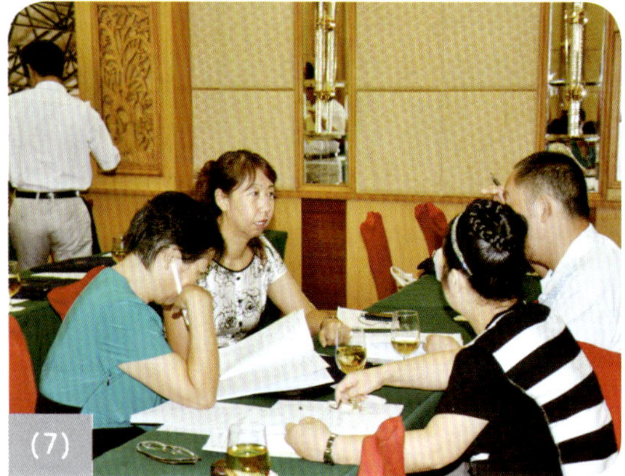
(7)

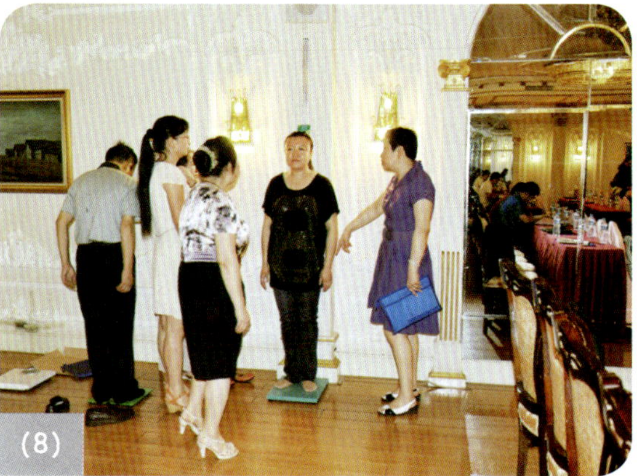
(8)

(7) 问卷练习
(8) 身高体重测量练习
(9) 血压测量练习
(10) 血压测量练习

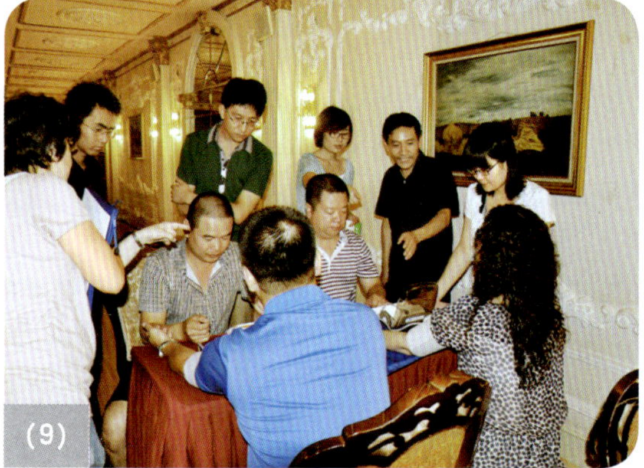
(9)

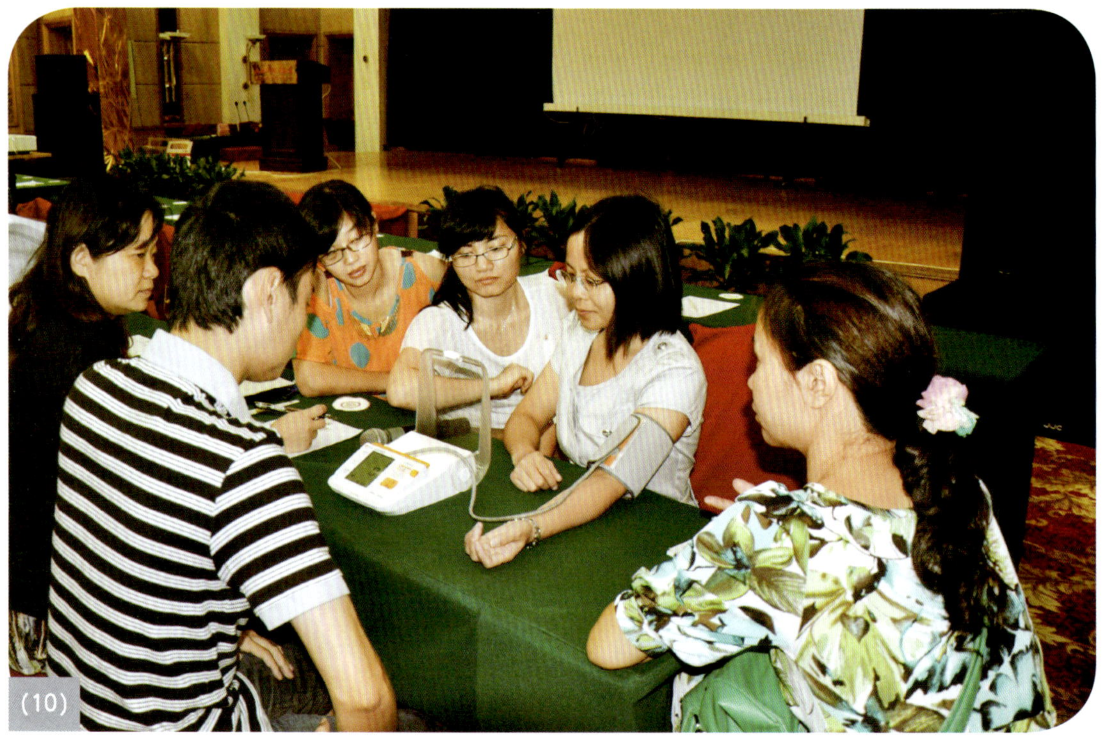
(10)

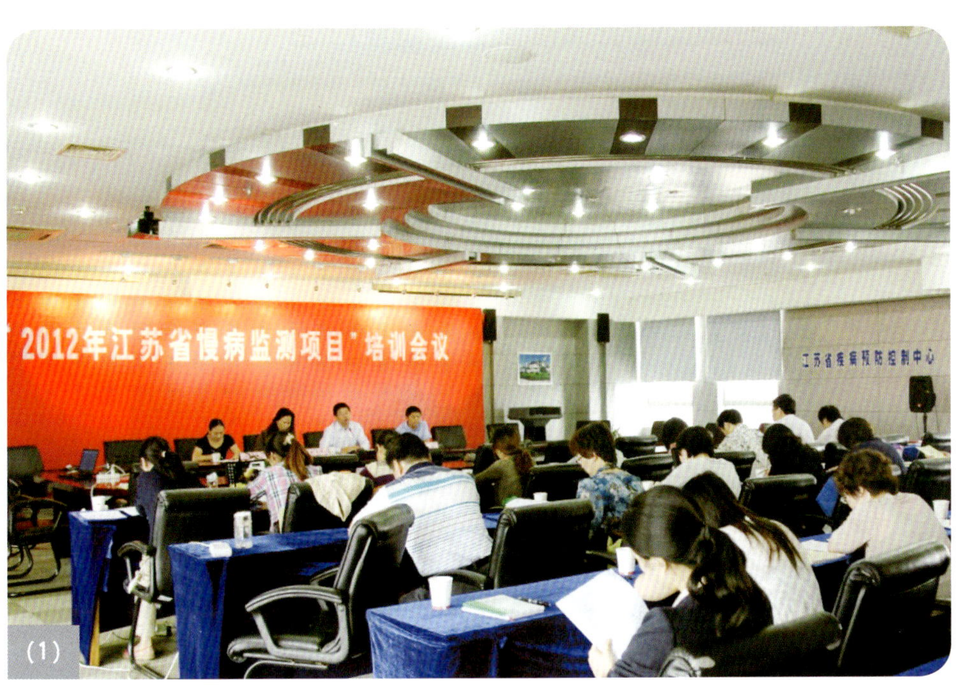

(1) 江苏省省级培训班
(2) 湖南省省级培训班

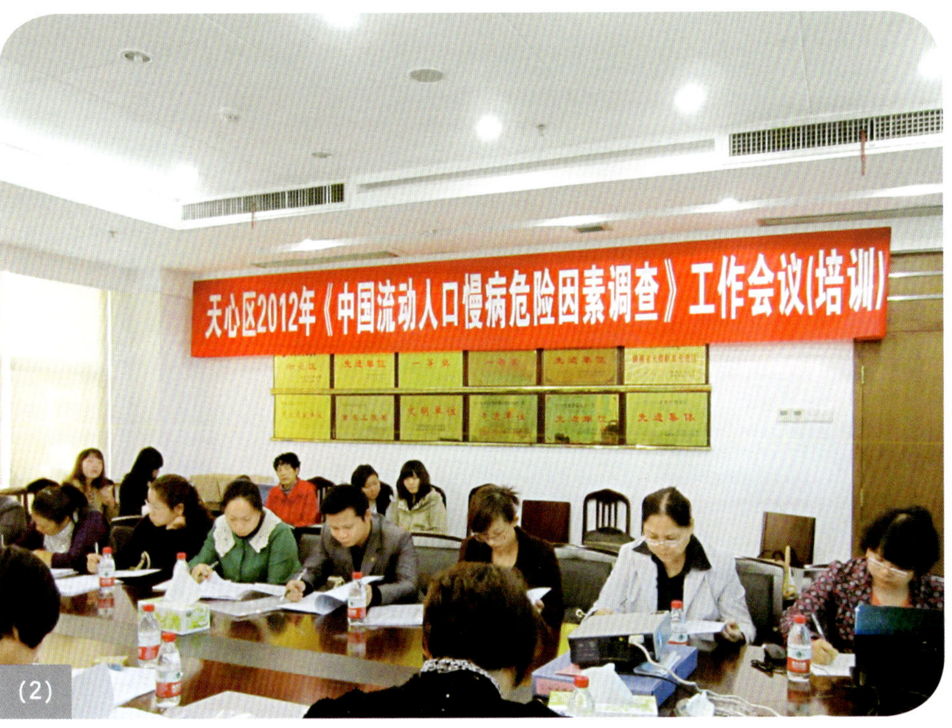

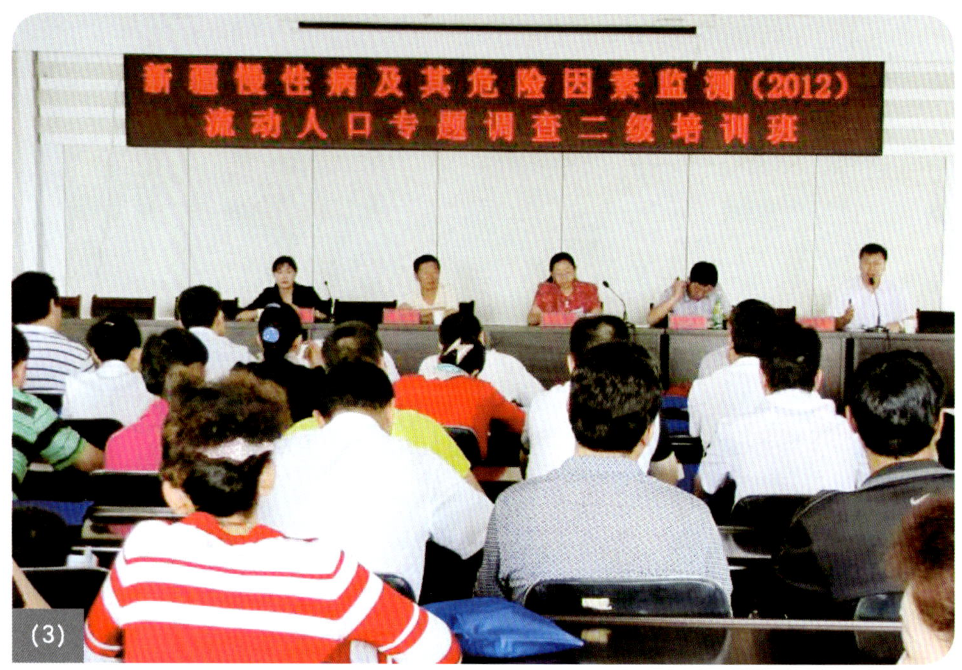

(3)

（3）新疆维吾尔自治区省级培训班
（4）河北省省级培训班

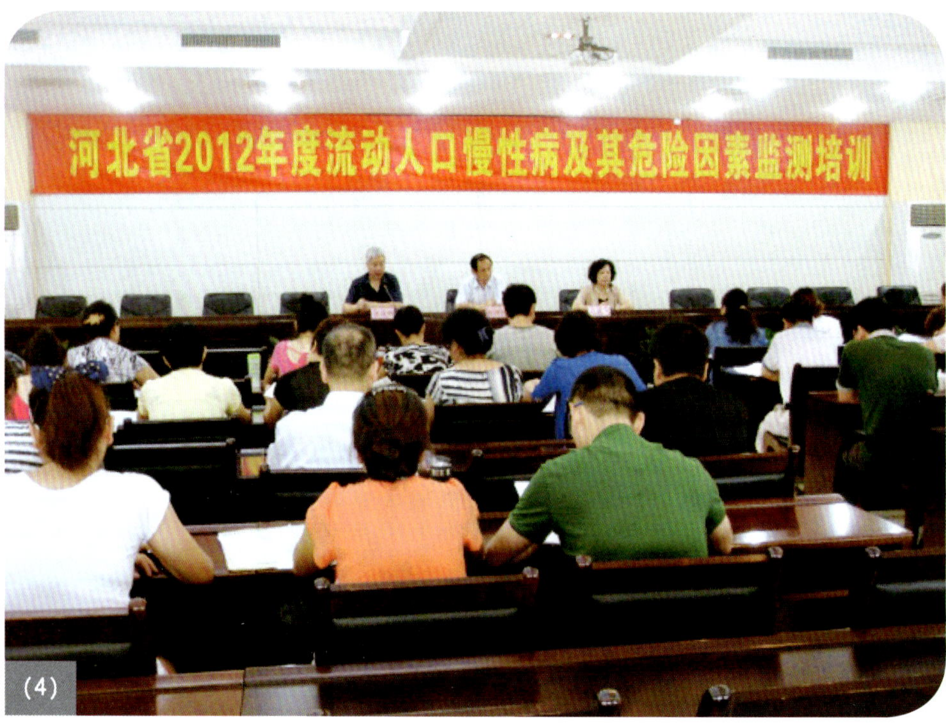

(4)

中国慢性病及其危险因素监测（2012）流动人口专题调查

随着我国社会的发展和城市化进程的加快，包括慢性病及其危险因素在内的流动人口健康问题也逐渐引起高度关注。流动人口离开原住地后，在参与现住地工作和生活的过程中，其社会地位、经济水平、生活方式、医疗保障状况等直接或间接地影响到您的慢性病相关行为，并进而影响您的健康状况。

为了掌握我县流动人口高血压、糖尿病等主要慢病及其相关危险因素的流行状况和发展趋势，为国家制定相关策略与政策提供科学依据，根据上级要求，龙南县疾病预防控制中心于2012年10-11月在全县对流动人口进行抽样调查。

1、调查对象：18岁及以上就业流动人口（即外来务工和经商人员），在我县居住六个月以上。

2、调查行业：制造业、批发零售业、住宿餐饮业、社会服务业、建筑业及其他（包括农、林、牧、渔业和电力、热力、燃气及水产和供应业）六大类行业的就业流动人员进行调查。

3、调查内容：询问调查、身体测量、实验室检测

本次调查的所有体检项目和实验室检测项目均免费提供。通过参与本项目，您还将无偿得到有关体检的全部指标的检验结果，并将得到由专业人员提供的生活方式有关的健康知识和技能，提高您对预防慢病的认识。

参与本次调查会占用您宝贵的时间，但您能借此机会了解您的生活方式与您的健康状况及肥胖、糖尿病、高血压等慢病发生的风险性，并由专业人员对您饮食行为和身体活动等生活方式进行科学评价，有关的健康知识也会由专业人员向您提供咨询，调查工作的所有活动均不会影响您的健康。

感谢您的合作和支持！

龙南县疾病预防控制中心

(1)

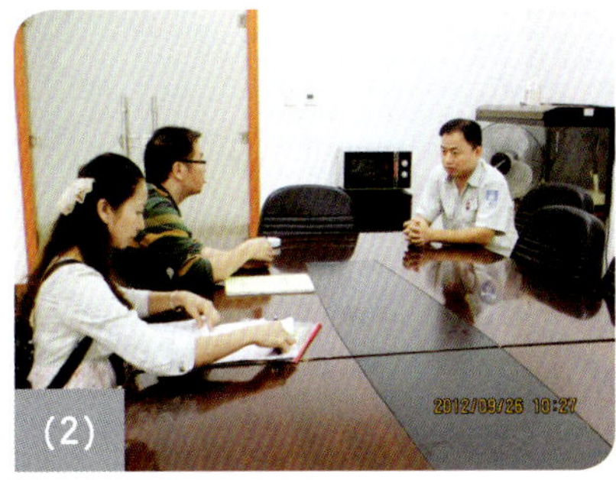

(2)

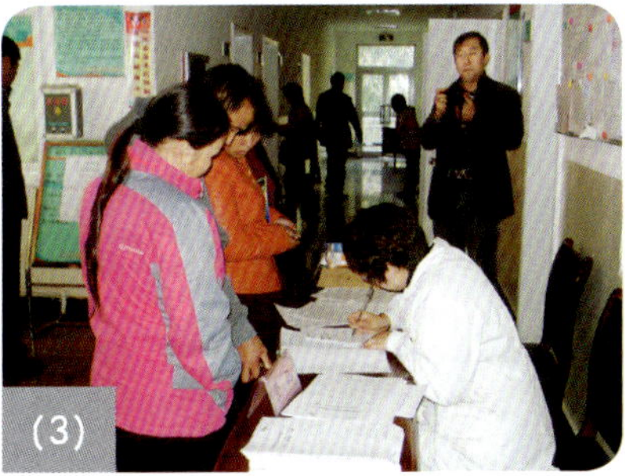

(3)

(1) 现场宣传板　(2) 走访企业进行摸底和动员
(3) 调查对象身份复核与登记　(4) 血样采集

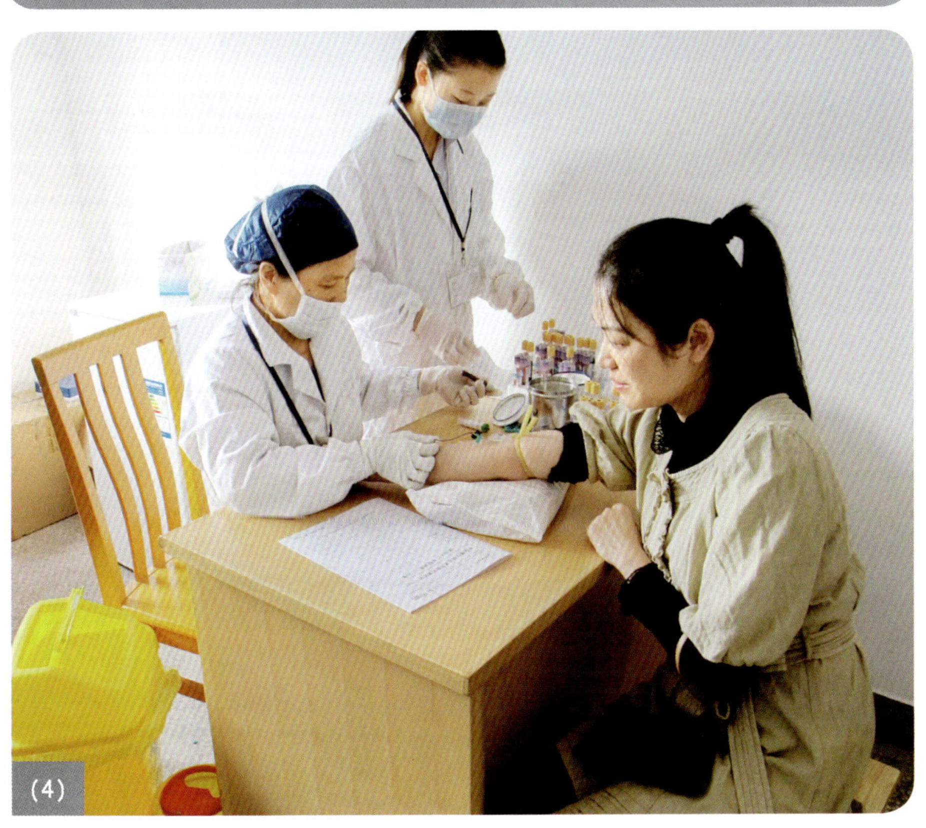

(4)

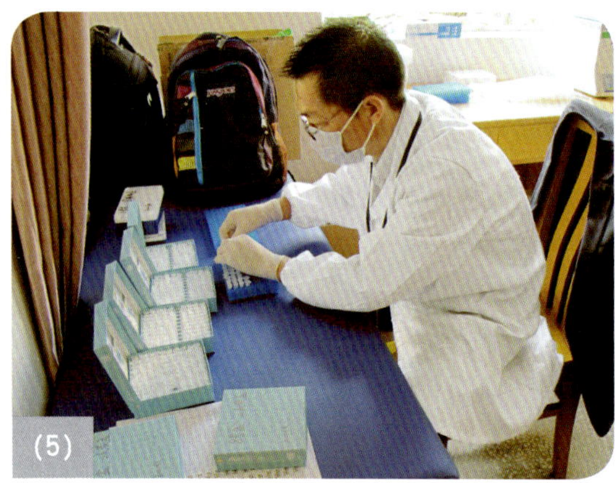

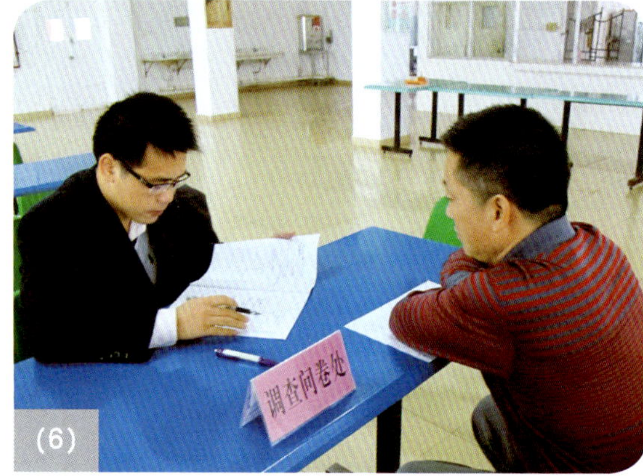

（5）血样处理

（6）问卷调查

（7）问卷调查－电子化调查

（8）测量腰围

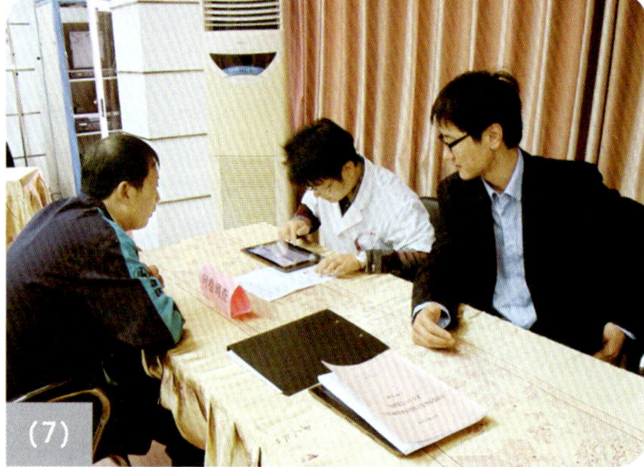

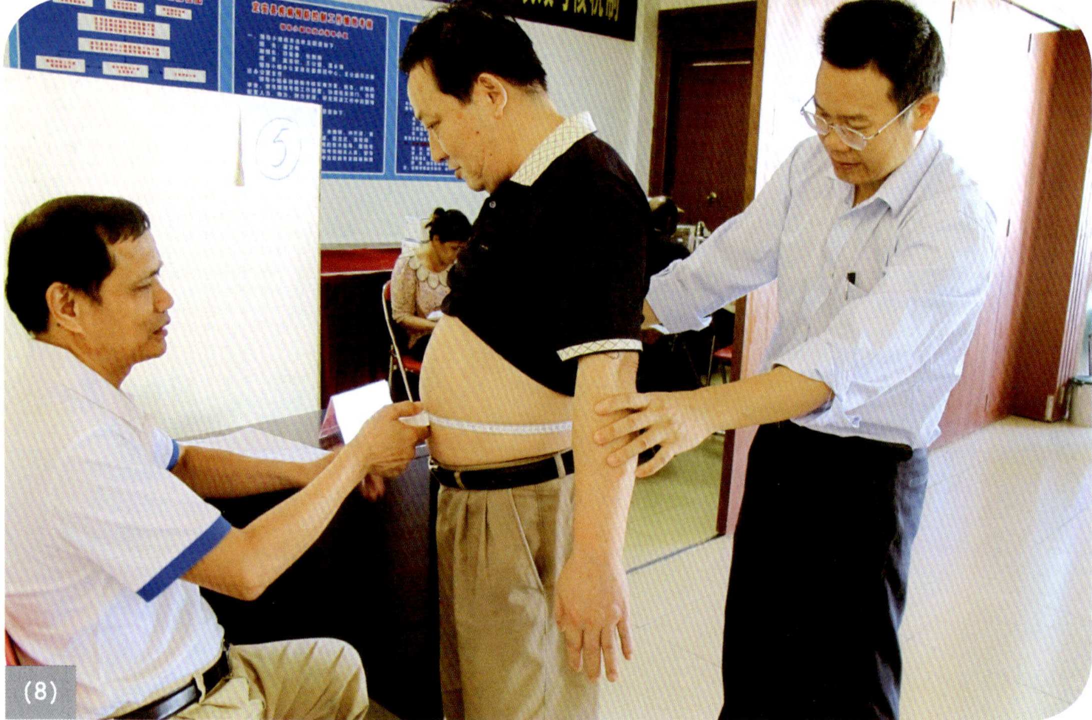

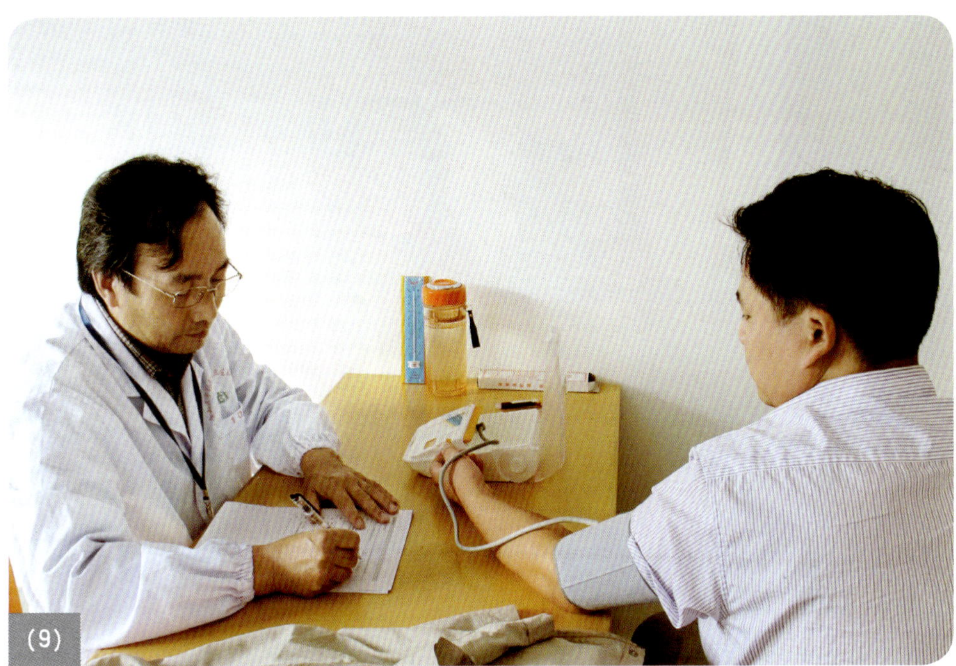

(9)

(9) 测量血压
(10) 体检结果反馈

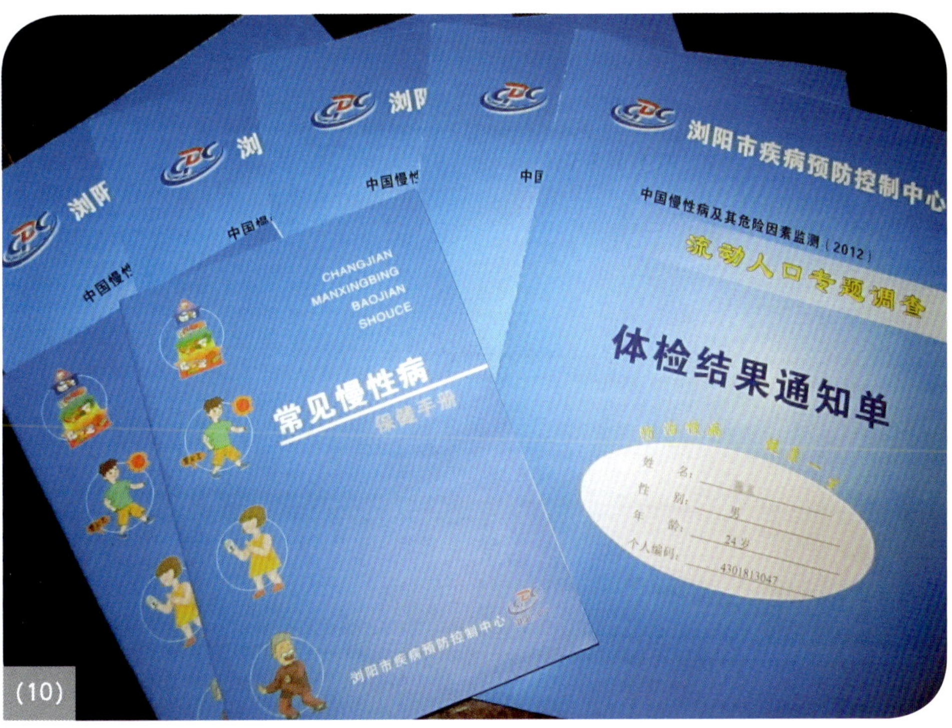

(10)

现场督导

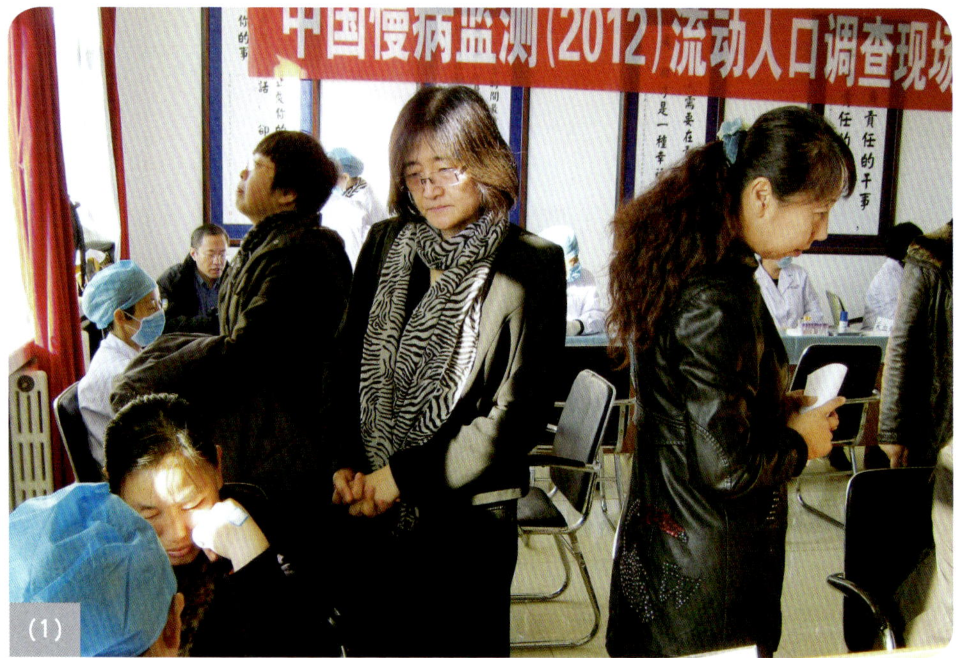

(1)

（1）中国疾控中心慢病中心领导赴现场督导
（2）国家级督导员查看采血过程

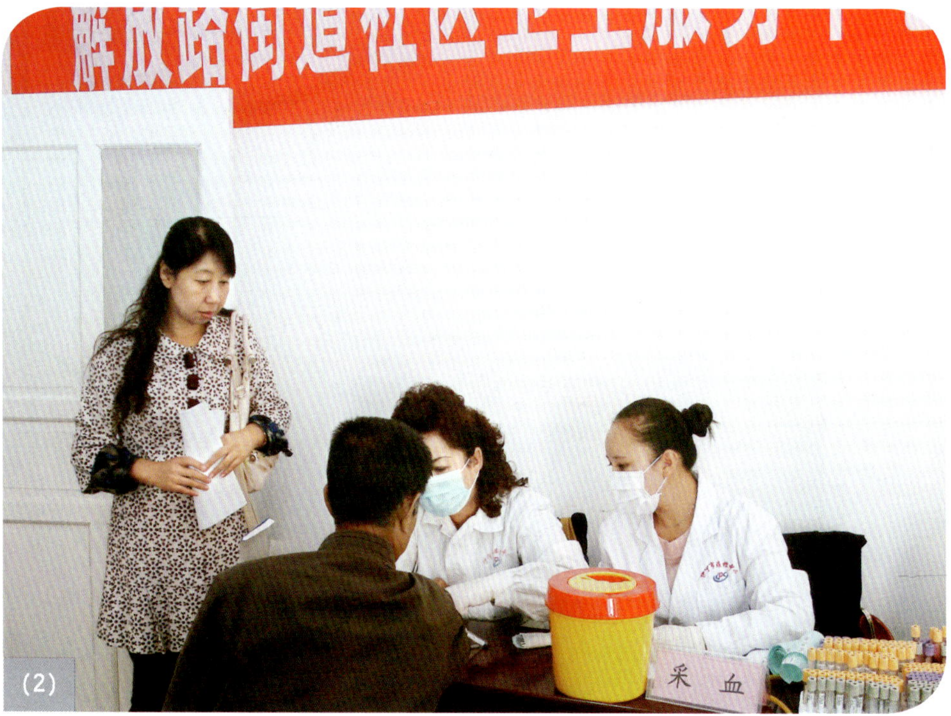

(2)

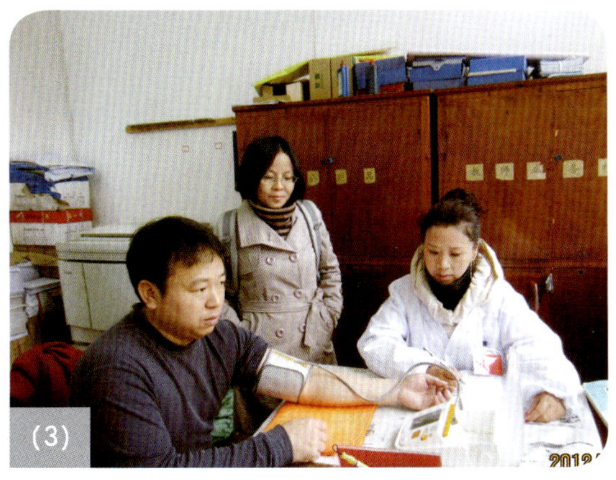
(3)

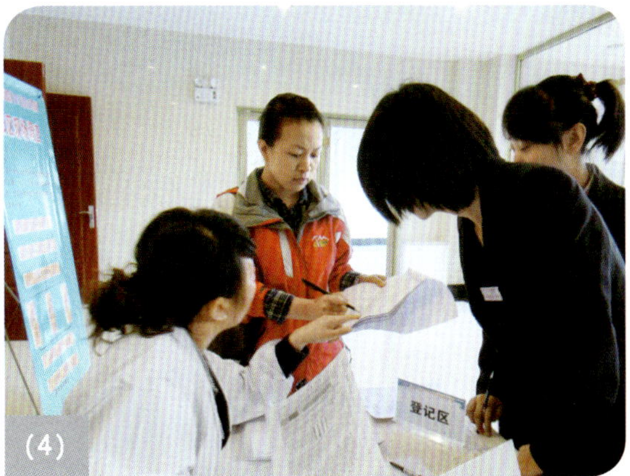

(4)

（3）国家级督导员观察血压测量

（4）省级督导员现场核实调查对象

（5）省级督导员现场审核问卷

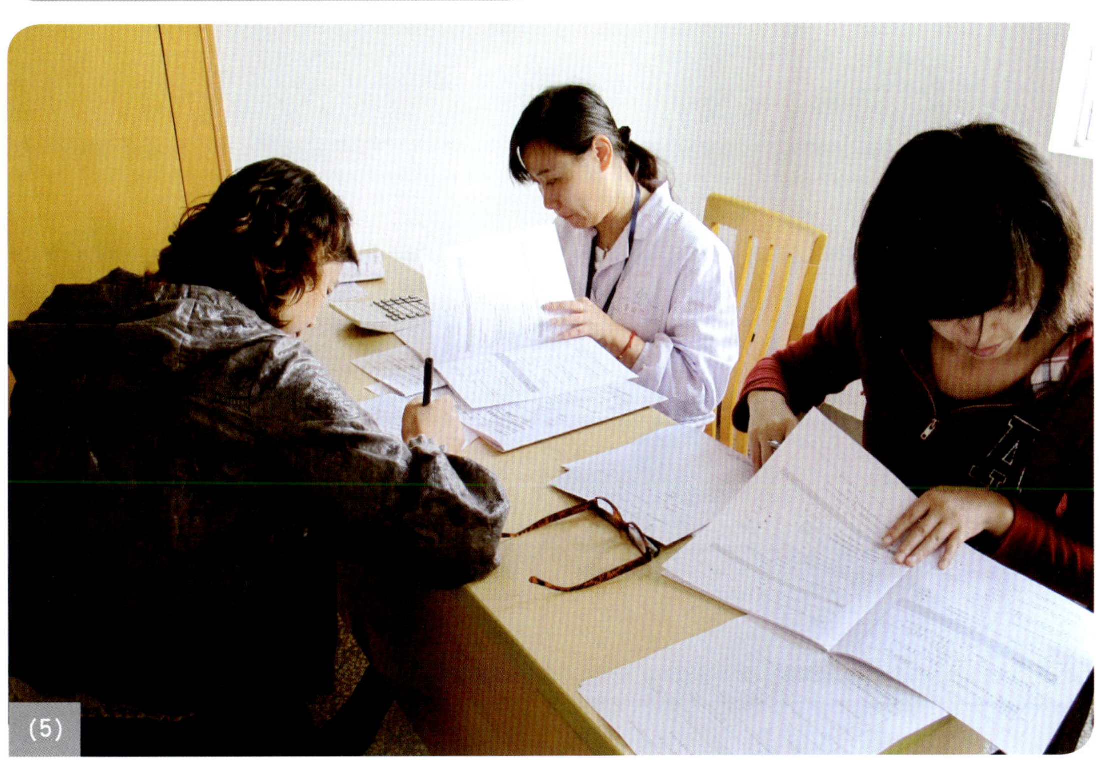
(5)

实验室检测

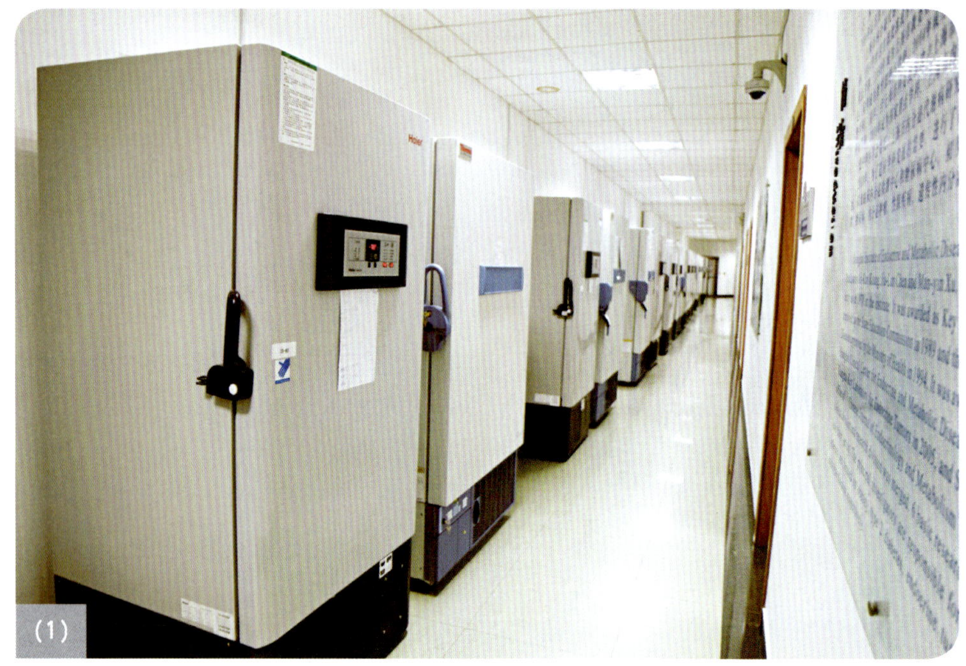

(1) 血样储存（-80 度冰箱阵列）
(2) 血样储存（超低温储存盒编号）
(3) 检测试剂储存

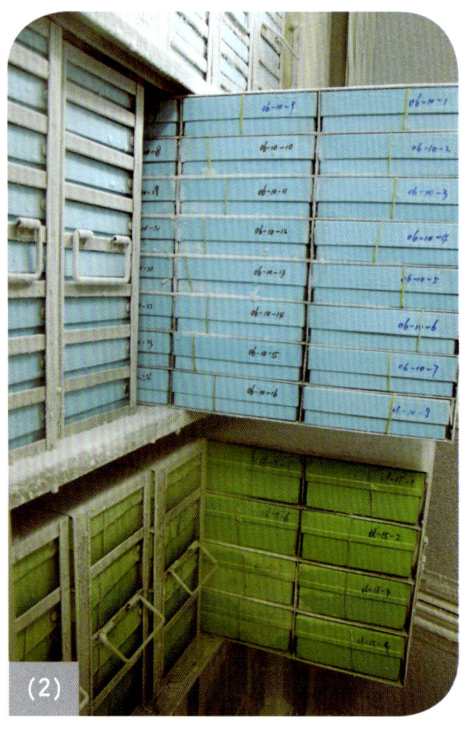

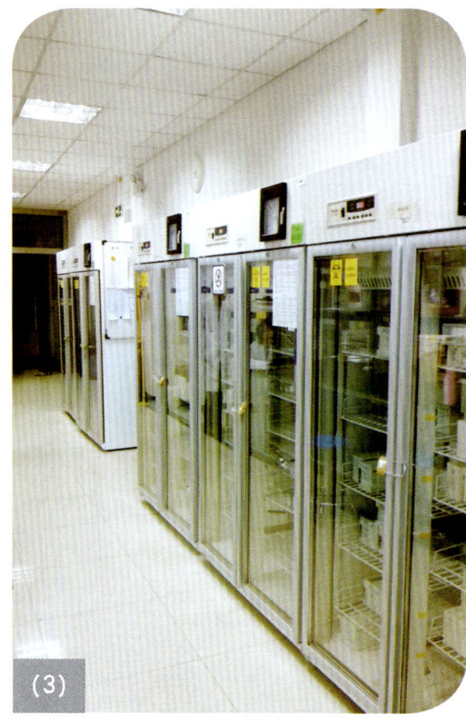

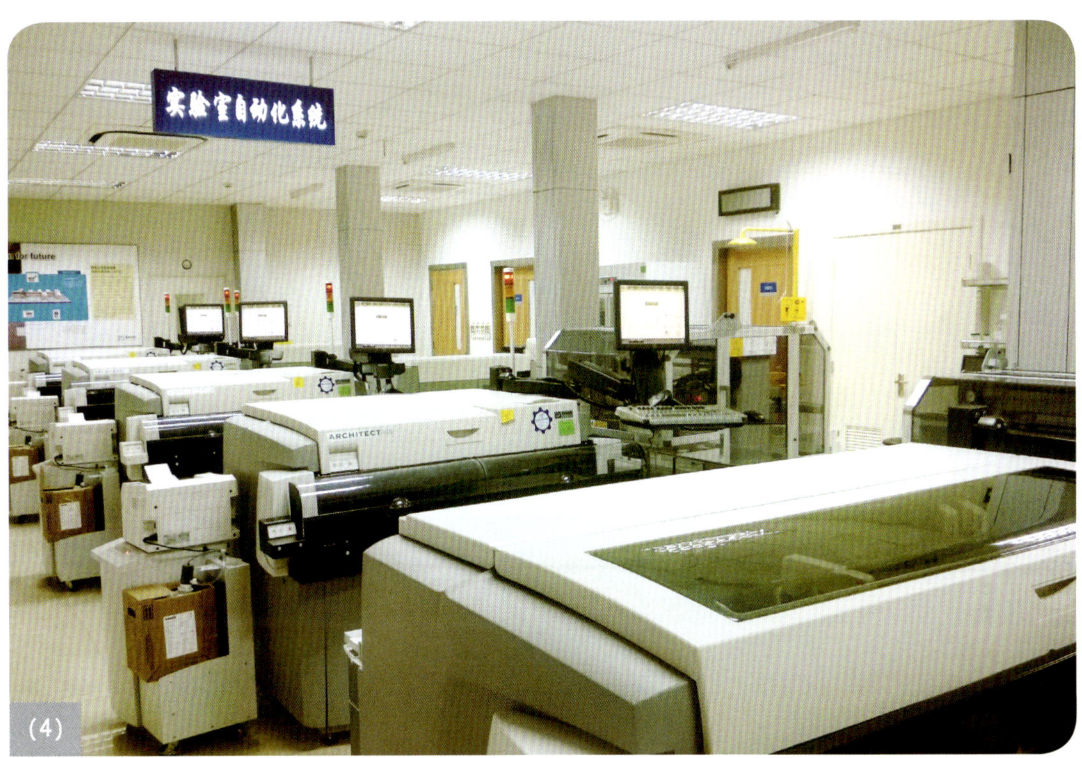

(4)

(4) 自动化检测仪
(5) 样品上机检测前准备
(6) 样品上机检测

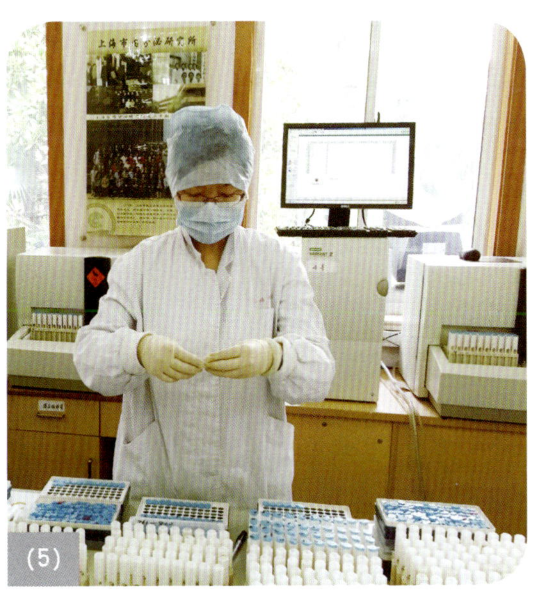
(5)

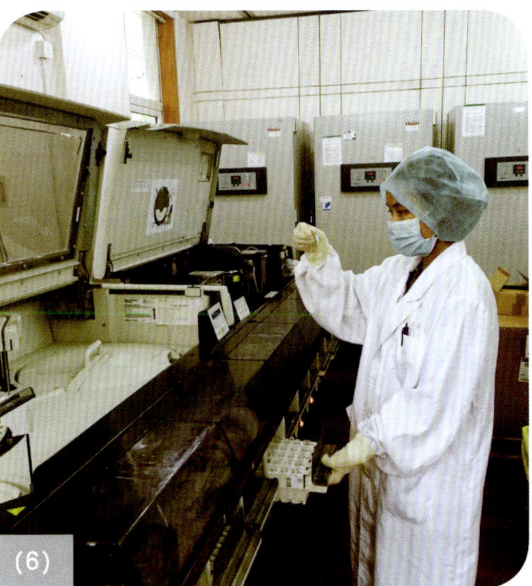
(6)